Mein Körper – mein Gefängnis

Richard Marsh und Jeff Hudson

Mein Körper – mein Gefängnis

Wie ich das Locked-in-Syndrom überwand

Aus dem Englischen von
Ulrike Strerath-Bolz

Weltbild

Dieses Werk wurde vermittelt durch die Literarische Agentur
Thomas Schlück GmbH, 30827 Garbsen
Übersetzung: Ulrike Strerath-Bolz, Friedberg/Bayern
Projektleitung und Redaktion: usb bücherbüro, Friedberg/Bayern
Umschlaggestaltung: atelier seidel, teising
Umschlagmotiv: © DRB Images, LLC/istockphoto
Gesamtherstellung: GGP Media GmbH, Pößneck

Printed in the EU
ISBN 978-3-8289-2979-1

2018 2017 2016 2015
Die letzte Jahreszahl gibt die aktuelle Lizenzausgabe an.

Einkaufen im Internet:
www.weltbild.de

*Dieses Buch widme ich Lili, meinen Töchtern
und allen Freunden, die bei meiner Genesung
eine so wichtige Rolle gespielt haben.*

Inhalt

Prolog
Tu es nicht!

»Tu es nicht! Ich bitte dich, tu es nicht! Bitte, bring mich nicht um!«

Es ist vollkommen klar: Der Mann im weißen Kittel will mein Leben beenden. Kein Zweifel. Er weiß, was er tun muss, und er ist entschlossen, das ohne weiteres Nachdenken durchzuziehen. Es scheint ihn nicht zu kümmern, dass ich so laut schreie, wie ich kann, und ihn anflehe, mich am Leben zu lassen. Ihn kümmert überhaupt nichts. Der Mann handelt, als wäre ich gar nicht da.

Und das Schlimmste ist: Der einzige Mensch auf der Welt, der ihn aufhalten könnte, hat mir vor Jahren versprochen, dass er ihn nicht aufhalten wird …

1
Ich glaube, ich habe einen Schlaganfall

Es ist so dunkel. Dunkel und still. Mitten in der Nacht.

Aber warum ist es so furchtbar heiß hier?

Gibt es etwas Schlimmeres, als wenn man es vor Hitze im eigenen Bett nicht aushält? Furchtbar! Ich habe das immer schon gehasst, schon seit meiner Kindheit. Das ist wohl der Nachteil einer Kindheit in der Wüste …

Es war ein Mittwoch. Ich hatte nicht damit gerechnet, an diesem Tag zu sterben. Niemand rechnet damit, an einem Mittwoch zu sterben.

Und schon gar nicht bei dieser Arbeit.

Ich war Lehrer an einer Highschool, ich war sechzig Jahre alt, und ich fühlte mich so gut wie noch nie. Meine Teilzeitstelle ließ mir genug Freiheit, sodass ich mit meiner Harley durch die Gegend fahren konnte, ich konnte lesen, Gitarre spielen und mich um meinen Gemüsegarten kümmern – alles wunderbare einsame Beschäftigungen. Meine Gesundheit war mir extrem wichtig. Ich kochte, was ich selbst angebaut hatte, mied gesättigte Fettsäuren und Fastfood und trieb jeden Tag Sport, seit vierzig Jahren schon. Selbst meine Frau Lili hatte ich beim Sport kennengelernt. Ich galt als rastlos, aber nicht als rücksichtslos. Ich fuhr die Harley nie aus, auch wenn der alte Freund meiner Kindheit, Robert »Evel« Knievel mir nach wie vor in den Ohren lag, ich sollte doch mal die Ventile durchpusten. Ich führte ein schönes, bequemes und vor allem sicheres Leben. Nach dem Beruf, den ich jahrelang ausgeübt hatte, war die Tätigkeit an der Schule ein wahrer Segen.

Fünfundzwanzig Jahre lang hatte die Sache ganz anders

ausgesehen. Ich war Polizist im kalifornischen Napa Valley und in Cape Cod, Massachusetts gewesen, dann Sheriff von Clay County in Nebraska, und mein Leben war die ganze Zeit alles andere als sicher gewesen. Verfolgungsjagden, Konfrontationen mit bewaffneten Verbrechern und einsame Ausflüge in die Welt der Gangs – wie alle meine Kollegen hatte ich fürs Allgemeinwohl mein Leben riskiert, jedes Mal, wenn ich die Uniform angezogen hatte. Wenn es losging, spürte ich die Gefahr nicht, oder vielleicht genoss ich sie sogar ein bisschen. Nichts fühlt sich so gut an wie der Adrenalinstoß, wenn ein unbekannter Verdächtiger auf dich schießt und du in dein Funkgerät schreist, um Verstärkung zu bekommen.

Aber die Arbeit als Polizist ist was für junge Männer, das war mir immer schon klar. Wenn man nach zwanzig Jahren noch am Leben ist, wird es Zeit, aufzuhören, und genau das hatte ich getan. Mit fünfundfünfzig hatte ich es ohne größere Schäden hinter mich gebracht. Vielleicht, so hoffte ich, hatte ich auch etwas Gutes tun können. Jetzt jedenfalls war ich bereit für ein neues, ruhigeres, sicheres Leben. Ich konnte ja nicht damit rechnen, dass nach Jahren der berufsmäßigen Konfrontation mit dem Tod die größte Bedrohung meines Lebens aus meinem eigenen Körper kommen würde.

Wie spät ist es? Die Hitze bringt mich um.

Ich kann den Wecker auf dem Nachttisch nicht sehen. Vielleicht ist der Strom ausgefallen. Das würde auch erklären, warum alles so schwarz ist. Normalerweise kann ich selbst bei zugezogenen Vorhängen die Straßenbeleuchtung erkennen.

Als ich versuche, mich aus dem Bett zu schwingen, stelle ich fest, dass ich mich bewegen kann. Interessant. Schlafe ich vielleicht noch? Das wäre eine Erklärung für die Dunkelheit, die Hitze, die Stille – all das ist ein Produkt meiner Phantasie.

Ein Traum. Wenn ich aufwache, wird wieder alles in Ordnung sein …

Der Abschied aus dem Polizeidienst bringt wie der Abschied vom Militär gewisse Probleme mit sich. Ich wollte weiterhin arbeiten, fürchtete aber, dass es schwierig sein würde, mit einem »zivilen« Beruf die Lücke zu füllen. Durch reinen Zufall meldete sich jedoch der Mann wieder, der mir schon die Stelle in Napa Valley besorgt hatte: Randy Fitt, ein hervorragender Kenner von allem, was mit Polizei zu tun hatte.

»An der Napa Highschool gibt es eine freie Stelle, die suchen einen Lehrer für Kriminaltechnik«, sagte er.

»Und warum erzählen Sie mir das?«

»Ich finde, Sie sollten sich bewerben. Damit Ihr Hirn nicht ganz einrostet.«

»Na, ich weiß nicht, Randy«, sagte ich. »Die Schulen zahlen ja wohl ziemlich schlecht.«

»Aber Sie tun sich selbst damit etwas Gutes.«

Was das Geld anging, sollte ich recht behalten, aber ich bekam meinen Lohn auf eine Weise, mit der ich niemals gerechnet hätte. Ich hatte meine Polizeilaufbahn in Napa begonnen und beendet, aber in der Zwischenzeit war die Stadt von Gangs überrannt worden, vor allem von den Norteños – deren Mitglieder an ihren roten Sachen zu erkennen waren – aus dem Norden der Region und den blau gekleideten Sureños aus dem Süden. Straßenraub, Diebstähle, Morde – das ganze Programm. Jedes Mal, wenn ich wieder einem Übeltäter Handschellen anlegte, löste sich ein bisschen mehr von meinem ohnehin schwachen Mitgefühl für die Jungs auf. Als ich meinen Dienst in der Napa Highschool antrat, wurde ich jedoch sofort vom Lehrenden zum Lernenden, denn an diesem Tag trafen meine Vergangenheit und meine Zukunft aufeinander.

Man zeigte mir den Weg zu einem Klassenzimmer am Ende des Flurs, in dem dreißig Sechzehnjährige auf mich warteten. Ich will nicht verschweigen, dass ich mir fast in die Hosen machte vor Angst. Mit bewaffneten Gangstern konnte ich umgehen. Aber Jugendliche? Auf was hatte ich mich da eingelassen?

Als ich vor dem Klassenzimmer angekommen war, atmete ich tief durch und öffnete dann die Tür.

Und erstarrte.

Meine gesamte Ausbildung lief wie ein Film vor mir ab. Ich stellte mir vor, wie ich mich hinter die Tür zurückzog, meine Waffe zog, mein Funkgerät in Betrieb setzte und Verstärkung anforderte.

»Dies ist ein Notfall. Mitglieder zweier Gangs, ich brauche *sofort* Hilfe!«

Dann schaute ich ein zweites Mal hin. Tatsächlich saßen hinten in diesem Klassenzimmer lauter Jugendliche mit roten Halstüchern. Und vorn war alles blau. Hier saßen die Mitglieder der Gangs, mit denen ich jahrelang jede Menge Ärger gehabt hatte. Aber in diesem Moment, an diesem Ort, waren sie nichts anderes als Jugendliche, die zur Schule gingen.

Und sie hatten sich meinen Kurs ausgesucht.

Vielleicht zum ersten Mal in meinem Leben sah ich die Probleme, die die Strafverfolgungsbehörden mit den Sureños und den Norteños hatten. Letztlich waren das alles nur Jugendliche, jedenfalls waren sie das, wenn sie sich den Gangs anschlossen. Sie saßen zusammen im Unterricht, sie bildeten Grüppchen in der Mensa und hingen nach der Schule zusammen ab. Aber sie waren nichts anderes als Jugendliche, die so etwas wie Führung suchten. Und wenn die Polizei ihnen diese Führung nicht geben konnte, vielleicht war die Schule dazu in der Lage.

Da wusste ich, dass ich die richtige Entscheidung getroffen hatte, nicht nur, um mir selbst etwas Gutes zu tun. Ich diente der Gemeinschaft. Und ich würde etwas bewegen.

Das ist kein Traum. Aber was ist es dann? Es ist alles so verwirrend. Es geht mir nicht gut, deshalb sehe ich nichts. Eine Verletzung vielleicht? Schließlich bin ich Polizist, und das ist ein gefährlicher Job. Hat jemand auf mich geschossen?

Aber halt, Moment mal, das stimmt ja gar nicht. Ich bin schon seit Jahren kein Polizist mehr, oder? Habe ich wirklich aufgehört oder bin ich im Einsatz ums Leben gekommen?

Bin ich noch am Leben oder bin ich tot?

Am Dienstag, dem 19. Mai 2009 hatte es angefangen. Für Lili und mich war es ein Tag wie jeder andere. Ich liebte sie nicht zuletzt, weil sie ihr Leben dem Dienst an der Gemeinschaft gewidmet hatte. Als ich sie vier Jahre zuvor kennengelernt hatte, war sie Hebamme gewesen und hatte in einer privaten Praxis Kindern auf die Welt geholfen. Jetzt arbeitete sie am anderen Ende des Lebens: als Pflegekraft im Hospiz von Napa Valley. Ob am Beginn des Lebens oder am Ende: Sie hatte vielen Menschen geholfen. Das gefiel mir an ihr. Und ihr gefiel, dass ich Menschen in all den Jahren dazwischen geholfen hatte. Gemeinsam hatten wir das gesamte Altersspektrum abgedeckt.

Dienstags hatte ich Unterricht, genau wie am Montag, Mittwoch, Donnerstag und Freitag. Als ich aufwachte, hörte ich Lili, die vom Training zurückkam, wie immer. Ich machte mir Frühstück, duschte, zog mich an und pusselte ein bisschen im Haus herum, bis es Zeit für uns beide war, zur Arbeit zu gehen. Das Hospiz lag gut drei Kilometer von uns entfernt, die Schule etwa ebenso weit, nur in der anderen Richtung. Lili nahm das Auto, einen schönen roten Mustang, ich fuhr wie immer mit dem Motorrad. Auf dieser Strecke wurde der Motor kaum warm, aber ich genoss das Gefühl, auf zwei Rädern in die Schule zu fahren. Mein ganzes Leben lang hatte ich Motorräder besessen, aber es war schon cool, mit einer Harley aufzukreuzen. Einige Schüler starrten mich an, andere schauten nur hin, wenn sie dachten, ich merke es nicht. Aber mir war klar, dass mich alle hörten. Eine Harley hört man einfach.

Ich checkte meine Nachrichten im Lehrerzimmer, trank mit den Kollegen eine Tasse Kaffee und ging noch mal meine Notizen für den Unterricht durch. Alles Routine.

Dann lief ich den Flur hinunter, öffnete die Tür und fing an, mein blutrünstiges Unterrichtsmaterial auszupacken: Dias, Videos und Reagenzgläser mit einer dicken, dunkelroten Salbe. Heute war Praxis angesagt. Wir würden die Blutspuren echter Tatorte nachstellen und nach Hinweisen suchen, die bei der Aufklärung des Verbrechens helfen könnten. War das Blut einfach hinuntergetropft? Hatte sich der Verletzte schnell oder langsam bewegt? Was für Blut war das? Welche Muster bildete es? War eine weitere Person oder irgendein Gegenstand mit im Spiel? Echter CSI-Kram also, und ich wusste, wenn meine Schüler nur halb so viel Spaß dabei hatten wie ich, dann würde es ein guter Tag werden.

Und sie hatten ihren Spaß. Überall war falsches Blut verteilt, auf den Tischen, in den Büchern und an ihren Kleidern, aber das kümmerte niemanden. Nicht einmal die Sureños, die nun wirklich nicht auf Rot standen.

Blutspuren sind sehr aussagekräftig. Sie lassen Schlüsse über den Schusswinkel zu, über die Geschwindigkeit des Opfers im Verhältnis zum Verfolger, über die Frage, wer wo stand und in welcher Verfassung das Opfer war, als geschossen wurde. Farbe und Textur des Blutes sagen außerdem einiges über den Tatzeitpunkt aus. War es ein Schuss aus der Deckung oder ein direkter Angriff? War das Opfer auf der Flucht oder griff es selbst an? Handelt es sich um Notwehr?

»Ihr müsst nur die Spuren verfolgen«, sagte ich. »Die Antworten sind alle da, wenn man weiß, wohin man schauen muss.«

Und ich wusste, wohin man schauen musste. Tatsächlich wusste ich alles über das Thema Blut, da war ich mir ziemlich sicher. Ich hatte Blut an Zimmerdecken gesehen und auf Eisenbahnschienen, ich hatte ganze Wohnungen gesehen, in denen überall Blutspuren waren. Ich hatte Männer gesehen, die fast leer geblutet waren, herausgerissene Herzen auf dem Straßenpflaster, Gehirnmasse an Fenstern. Ich hatte Blut an Mauern, Türen, Menschen und Tieren gesehen. Eigentlich hatte ich schon so ziemlich alles gesehen.

Dachte ich jedenfalls.

Nur ein einziges Szenario zeigte ich meinen Schülern nicht, einen Tatort ließ ich aus. Den, bei dem sich das Blut nicht überall verteilt, sondern im Körper des Opfers bleibt und ihn angreift, ohne Gnade und ohne Motiv.

In weniger als vierundzwanzig Stunden würde ich mehr über dieses Szenario erfahren, als ich mir je gewünscht hatte.

Ich bin mir fast sicher, dass ich gerade etwas Licht gesehen habe. Einen Funken, ganz sicher. Irgendwas ist da vor mir. Sind meine Augen dabei, sich an die Dunkelheit zu gewöhnen, oder wird es wirklich heller?

Ich höre auch etwas. Stimmen, Menschen.

Ich kann die Gestalt vor mir fast erkennen. Ist das meine Frau? Liegt sie deshalb nicht neben mir?

Jetzt sehe ich sie, es ist definitiv Lili. Aber wer ist da bei ihr? Und warum sind da Leute in unserem Schlafzimmer?

Zu spät. Jetzt ist es wieder dunkel und ich …

will…

nur noch …

schlafen …

Ich war ziemlich gereizt an diesem Dienstag, raunzte die Schüler ein paar Mal an und ärgerte mich selbst darüber. Wenn man praktischen Unterricht mit einer Gruppe von Teenagern hält, gibt es Nebenwirkungen: Die Schüler sind laut, aufgeregt, benehmen sich schlecht. Normalerweise stand ich da drüber und konnte den Überschwang in verträgliche Bahnen lenken. An diesem Dienstag jedoch versuchte ich alles zu unterdrücken, was aus dem Ruder lief. Und ich war ziemlich fertig, als die Kids am Mittag ihre Taschen packten. Nicht nur fertig, sondern sauer.

Warum denn bloß? Das sah mir überhaupt nicht ähnlich, und es gefiel mir auch nicht.

Das war nicht *normal.*

Die Schulglocke rettete mich, die Schüler gingen in die Kantine, wo sie sich in rote und blaue Grüppchen aufteilten. Dass sie nach allem, was ich ihnen gerade gezeigt hatte, noch Appetit hatten, verblüffte mich. Ich machte mich auf den Heimweg, dienstags hatte ich nur diesen einen Kurs. Der Nachmittag gehörte mir allein. Ein paar Besorgungen, dann würde ich nach Hause fahren, großartig. Als ich mit meinem Motorrad auf die Jefferson Street einbog und die kalifornische Sonne auf dem Rücke spürte, war ich restlos glücklich.

Vor ein paar Jahren hätte ich darüber gegrummelt, dass ich den Einkauf erledigen musste, aber nachdem Lili länger arbeitete als ich und mein Job als Lehrer so viel weniger stressig war als die Arbeit als Polizist, kam es mir inzwischen ganz normal vor. Außerdem war jede Besorgung ein Grund mehr, die Harley zu starten.

So groß die Versuchung auch war, ein bisschen über die Highways und in die Berge zu donnern, das Tempo zu genießen und Evel glücklich zu machen, war ich ganz zufrieden damit, nach Hause zu fahren. Die East Avenue verläuft in Nord-Süd-Richtung durch Napa. Sie ist eine der Hauptverkehrsachsen durch Alta Heights und kann ziemlich voll sein. Aber als ich jetzt in unsere Auffahrt einbog, kümmerte ich mich nicht um den Verkehr oder darim, dass die Nachbarshäuser viel zu eng standen, sondern genoss den Anblick der schönen alten Eiche, die mindestens so alt war wie unser Haus mit seinen siebzig Jahren, und dahinter die blühenden Lavendel- und Rosenbüsche. Ich musste lächeln.

Die Natur ist doch etwas Wunderbares.

So gern ich auch Motorrad fuhr, ich freute mich jetzt schon auf die Arbeit in meinem Gemüsegarten hinter dem Haus, die mich die nächsten paar Stunden beschäftigen würde.

Ich hatte nie gemerkt, wie gern ich mit mir selbst allein war, bis Lili es mir sagte, kurz nachdem wir uns kennengelernt hatten. Sie sagte, sie hätte nie jemanden kennengelernt, dem es in seiner eigenen Haut so wohl war wie mir. Auch bei der Arbeit war ich mir selbst genug, sei es im Streifenwagen oder im Klassenzimmer.

»Du brauchst wirklich keinen anderen Menschen in deiner Nähe«, neckte mich Lili.

»Doch, ich brauche dich.«

»Na, das werden wir schon noch sehen.«

Gelegentlich erinnerte ich mich an ihre Worte, vor allem wenn ich merkte, dass ich wieder einmal zwei, drei Stunden verbracht hatte, ohne einen anderen Menschen zu Gesicht zu bekommen, und dass es mich überhaupt nicht gestört hatte. Ich glaube, es ist gesund für die Seele, immer mal wieder ganz allein zu sein und den eigenen Gedanken nachzuhängen. Aber selbst der einsamste Mann braucht einen Gefährten oder eine Gefährtin.

Als Lili nach Hause kam, sprang sie unter die Dusche und setzte sich dann mit mir zum Abendessen, das ich vorbereitet hatte.

»Was täte ich nur ohne dich?«, sagte sie und küsste mich.

Der Vorbesitzer hatte das Haus umgebaut und aus mehreren kleinen Zimmern ein größeres gemacht. Von meinem Platz aus konnte ich die Küche und den Wohnbereich sehen. Der Raum war nicht besonders groß, fühlte sich aber geräumig und einladend an.

Nach dem Essen schaltete Lili den Fernseher ein und ich schnappte mir ein Buch – noch so eine einsame Beschäftigung, die ich unbedingt brauchte. So verging ein perfekter Abend. Gegen acht Uhr war Lili reif fürs Bett. Sie war um vier Uhr aufgestanden, um ins Fitnessstudio zu gehen. Ich blieb mit meinem Buch sitzen und las noch fast zwölf Kapitel, bevor ich mich schlafen legte.

Abgesehen von ein paar Nickeligkeiten mit meinen Schülern, war es ein ganz normaler Dienstag gewesen. Keine besonderen Vorkommnisse, alles so, wie ich es brauchte, um vollkommen zufrieden zu sein. So sah es aus, mein Leben mit sechzig.

Licht am Ende des Tunnels. Das Flackern ist wieder da. Ich kann es sehen, weit weg von mir, wie es an- und ausgeht und mich führt. Ich würde gern mehr sehen.

Ich wüsste überhaupt gern, was hier los ist. Ist meine Frau noch da? Beschützt sie mich? Bin ich in Sicherheit?

Oder ist das Licht am Ende des Tunnels der Scheinwerfer eines Zuges, der mich gleich umfährt?

Manchmal höre ich Lilis Wecker, manchmal auch nicht. Am Mittwoch, dem 20. Mai 2009, um vier Uhr morgens hörte ich ihn jedenfalls nicht.

Das Erste, was ich bemerkte, war der Kaffeeduft aus der Küche. Ich lächelte.

Lili ist vom Sport zurück.

Geklapper aus der Küche bestätigte meine Vermutung.

Ich öffnete etwas mühsam die Augen und sah auf den Wecker. Viertel vor sieben, die Zeit verging.

Während das Duschen zu den großen Freuden der Moderne gehört, ist das Rasieren immer eine mühsame Angelegenheit. Seit fünfundvierzig Jahren rasierte ich mich, und es war in dieser Zeit kein bisschen angenehmer geworden. Aber als ich diesmal durch den Dampf in den Badezimmerspiegel starrte, war es noch schlimmer als sonst. Irgendwas war nicht in Ordnung.

Ich war nicht in Ordnung.

Ich grübelte, was mir fehlen könnte. Vielleicht hatte ich wieder mal zu heiß geduscht. Das war nichts Neues, auch wenn mir davon immer ein bisschen schwindelig wurde.

Aber als ich mein babyweich rasiertes Gesicht mit kaltem Wasser benetzte, spürte ich, dass sich alles komplett falsch anfühlte. Mir war nicht schwindelig, mir war auch nicht übel und ich hatte keine Schmerzen. Trotzdem fühlte es sich falsch an, ich konnte nur nicht sagen, was es genau war.

Ich machte mit meiner Morgenroutine weiter, so gut ich konnte. Lili klopfte an die Badezimmertür und fragte mich, ob ich Kaffee wollte.

»Alles klar«, erwiderte ich, obwohl das weit von der Wirklichkeit entfernt war.

»Geht es dir wirklich gut, mein Schatz?«, fragte sie und schaute mich von oben bis unten an, als ich zu ihr in die Küche kam.

»Ich fühle mich …« Ich hielt inne und suchte nach dem richtigen Wort. »Ich fühle mich so *komisch.«*

»Setz dich lieber hin.«

Hinsetzen? Ja, gute Idee.

Ich ließ mich auf die Couch in unserem Wohnzimmer fallen. Hatte ich mir ein Virus einfangen? Ich arbeitete schließlich in einer Schule, da war ich allen möglichen Krankheitserregern ausgesetzt. In Gedanken und mit ausgestreckten Händen fuhr ich an meinen Beinen entlang, über meinen Magen, meinen Brustkorb, meinen ganzen Körper. Ich war nicht krank, ich hatte nichts am Magen und auch keine Migräne. Was war nur los mit mir?

»Rich?«

Ich sah auf und stellte fest, dass Lili offenbar schon eine ganze Weile vor mir stand.

»Wie bitte?«

»Ich habe dich gefragt, ob ich lieber da bleiben soll.«

Ich winkte ab. »Nein, nein, das geht schon vorüber. Was auch immer es ist, ich glaube nicht, dass es lange anhält.«

»Na gut, wenn du meinst.«

Als sie sich zu mir herunterbeugte, um mir einen Abschiedskuss zu geben, hatte ich immer noch das Gefühl, alles unter Kontrolle zu haben. Ich sah das Poster an der Wand, hörte den Straßenverkehr vor unserem Haus.

Doch als Lili die Tür hinter sich zumachte, stürzte meine gesamte Welt ein.

Ich weiß nicht, wie es kam, aber genau in dem Moment, als die Tür zuging, konnte ich das Poster nicht mehr erkennen und meine Beine nicht mehr auf den kleinen Schemel vor dem Sofa heben. Ich konnte nur noch daran denken, dass mit mir etwas definitiv nicht stimmte und dass ich zusehen musste, dass dieser Zustand vorüberging. Ich hörte nicht mehr, wie Lilis Wagen aus der Einfahrt fuhr, ich hörte die Kaffeemaschine nicht mehr, obwohl ich wusste, dass sie noch lief, und ich sah nicht einmal mehr meine eigenen Füße.

Das ist mehr. Ich fühle mich nicht nur einfach komisch.

Ich hatte immer noch keine Ahnung, was los war, aber es fühlte sich furchtbar an. Irgendwo in diesem Zimmer war ein schweigender Angreifer. Er konnte jederzeit und aus jeder Richtung zuschlagen. Ich war wachsam, blieb aber wie erstarrt.

Mein medizinisches Wissen als Polizist hatte sich immer auf Erste Hilfe beschränkt, und was ich hier erlebte, entzog sich ganz und gar meiner Kenntnis. Ob Lili wohl noch vor dem Haus war?

Ich kam mühsam zum Stehen und spürte, wie sich alles um mich drehte. Natürlich wird einem schon mal schwindelig, wenn man zu schnell aufsteht, aber das hier fühlte sich viel schlimmer an. Ich hielt mich mit einer Hand an der Wand fest, weil mir instinktiv klar wurde, dass ich mich sonst nicht aufrecht halten würde. Meine Beine fühlten sich an, als würden sie gleich unter mir nachgeben.

Das ist was Ernstes. Ich brauche einen Arzt.

Nein, ich brauchte eine Krankenschwester. Eine ganz spezielle.

Lili.

Ich sah das Telefon auf dem Tisch bei der Essgruppe, etwa fünf Meter von mir entfernt. An einem normalen Tag brauchte ich keine fünf Sekunden bis dorthin. Wenn ich über den Tisch sprang, würden zwei genügen.

Über den Tisch springen? Was ging denn bloß in meinem Kopf vor? Mein Körper war überhaupt nicht in der Lage, irgendwohin zu springen. Ich konnte kaum aufrecht stehen, wenn ich mich nicht mehr anlehnte, würde ich umfallen.

Aber ich musste irgendwie zu diesem Telefon kommen.

Ich konzentrierte mich auf mein rechtes Bein. Bewegen. Fünfzehn Zentimeter schaffte ich, aber das Bein war schwer wie Blei, als gehörte es gar nicht richtig zu mir. Als ich versuchte, das linke Bein zu bewegen, rührte es sich keinen Millimeter. Mein Gewicht ruhte auf dem rechten Bein und der Hand an der Wand. Ich würde die Wand loslassen müssen, um mich vorwärts zu bewegen.

Aber die Wand hält mich aufrecht!

Jetzt bekam ich wirklich Angst. Ich stellte mir voller

Schrecken vor, dass Lili abends nach Hause kommen und mich bewusstlos auf dem Boden vorfinden würde. Was auch immer mit mir los war, so würde es wohl enden – wenn ich nicht irgendwie dieses Telefon erreichte.

»Los jetzt, Rich«, rief ich mir zu. »Du schaffst das!«

Drei, zwei, eins …

Ich stieß mich von der Wand ab und nutzte den Schwung, um mein linkes Bein nach vorn zu schwingen. Dann das rechte, wieder das linke, das rechte … Ich ging. Nicht besonders elegant, aber ich ging.

Zu schnell.

Ich hatte nur ein paar Schritte geschafft, aber mein Oberkörper bewegte sich einfach zu schnell. Ich wusste, was passieren würde, wenn ich das nicht in den Griff bekam. Ich ruderte mit den Armen wie ein Kind, das einen Berg hinunterläuft, aber das reichte nicht. Noch ein Schritt, dann war ich bei einem Stuhl angekommen, nach dem ich so fest griff, dass mir die Hände wehtaten. Immerhin hielt er mich aufrecht, und das war jetzt das Wichtigste.

Ich muss aufrecht bleiben.

Ich wusste, wenn ich umfiel, war das Spiel aus.

Knapp zwei Meter hatte ich geschafft, aber es fühlte sich an wie zehn Kilometer. Und ich hatte noch drei Meter vor mir. Immerhin standen hier ein paar Möbel zum Festhalten.

Ich stieß mich von dem Stuhl ab Richtung Tisch, klammerte mich an der Kante fest und bewegte mich zentimeterweise weiter. Es dauerte ewig, aber ich schaffte es. Fast konnte ich das Telefon erreichen, das mich vom Tischchen aus herauszufordern schien. *Pack mich doch!*

Ich atmete tief durch. Das Tischchen war nur einen guten Meter entfernt, aber ich hatte keine Möglichkeit, mich dort irgendwo festzuhalten. Keine Stühle, keine Wand, kein Tisch. Ich musste es ohne Hilfe schaffen.

Für den Bruchteil einer Sekunde dachte ich, mein Gleichgewichtssinn wäre wieder da. Ich bewegte ein Bein, und es machte genau das, was ich ihm sagte. War es vorbei? Ich hatte keine Zeit, darüber nachzudenken.

Jetzt oder nie!

In Gedanken überwand ich die letzten Zentimeter wie Usain Bolt. Tatsächlich muss ich ausgesehen haben wie Frankensteins Monster beim Schlittschuhlaufen. Aber ich schaffte es. Ich erhielt mir die Kontrolle über meine Beine genau so lange, bis ich bei dem Tischchen angekommen war und auf einem Stuhl zusammenbrach.

Zu meiner großen Erleichterung schien meine Feinmotorik nicht betroffen. Schnell fand ich Lilis Nummer in der Arbeit, drückte auf den Wählknopf und wartete ungeduldig, bis jemand abnahm.

Eine bekannte Stimme in der Vermittlung meldete sich.

»Hier ist Rich«, sagte ich. »Ist Lili schon da?«

»Wie bitte, wer spricht da?«

Ich wiederholte, aber die Frau am anderen Ende der Leitung schien mich nicht zu verstehen.

Was ist denn los, können Sie kein Englisch? Wieso verstehen Sie mich nicht?

Allmählich wurde ich ungeduldig. Mir wurde die Zeit knapp, das Telefon wurde schon ganz schwer in meiner Hand.

»Bitte, sagen Sie Lili, sie soll mich anrufen, ja? Ganz einfach. Sagen Sie's ihr, ja?«

Verzweifelt beendete ich das Gespräch.

Nach kaum einer Minute klingelte es.

»Rich?«

Es war Lili.

»Rich, alles in Ordnung bei dir?«

»Komm nach Hause«, sagte ich. »Bitte, komm nach Hause.«

»Rich?«

Fängst du jetzt auch noch an! Was ist denn mit dem verdammten Telefon los?

Bevor ich es noch einmal versuchte, sagte sie: »Bleib, wo du bist, ich komme.«

Ein Lächeln breitete sich auf meinem Gesicht aus, als ich hörte, wie sie auflegte. Meine Lili kam nach Hause. In diesem Moment gab es nichts Wichtigeres für mich, als meine Frau zu spüren, ihr Gesicht zu sehen, ihre Arme um mich zu fühlen. Auf die Idee, den Notarzt zu rufen, war ich gar nicht gekommen.

Wenn ich heute daran denke, begreife ich immer noch nicht, warum ich nicht wenigstens den Versuch unternahm, diesen zweiten Anruf zu tätigen. Ich hatte in meinem Berufsleben genug Tragödien erlebt, um eine lebensbedrohliche Situation zu erkennen. Aber ganz offensichtlich war ich nicht klar im Kopf. Ich hätte nicht nur den Notarzt anrufen können, ich hätte vor allem auch bleiben können, wo ich war. Der Stuhl war bequem, er hielt mich aufrecht. Ich war bei Bewusstsein. Ich hätte einfach da sitzen sollen und warten.

Aber genau das tat ich nicht.

Die Essgruppe befand sich im vorderen Teil des Hauses, bis zur Haustür waren es nur noch gut drei Meter. Mein Weg bis zum Telefon war weiter gewesen, ich würde es doch wohl schaffen bis dahin, oder?

Kein Ahnung, warum ich mir darüber Gedanken machte. Lili hatte ihren Schlüssel dabei, und selbst wenn sie ihn im Hospiz vergessen hätte, hätte sie ohne Bedenken die Haustür eingetreten. Aber für mich war es irgendwie wichtig, zur Tür zu kommen.

Diesmal fiel mir das Aufstehen leichter, mein Gleichgewichtssinn war auch okay. Die Bleigewichte an den Füßen fühlten sich an, als könnte ich damit klarkommen. Ich bildete mir tatsächlich ein, der Schwindel sei nur eine vorübergehende Sache. Aber als ich die Tür öffnete, verschwand alles wieder: mein Gleichgewicht, meine Koordination, meine Kraft. Als hätte sie jemand ausgeschaltet.

Immerhin konnte ich noch hören. Irgendwo ertönte eine Sirene. Nach Jahren im Polizeidienst konnte ich genau hören, welches Notfallfahrzeug da unterwegs war. Ich konnte mir schon die roten und blauen Lichter vorstellen, die selbst am Tag noch grell leuchteten. Ich wusste, sie waren auf dem Weg zu mir.

Sekunden später quietschten die Reifen, als der erste Wagen bei der Eiche vor unserem Haus anhielt. Kein Krankenwagen, sondern ein Löschfahrzeug. Die Besatzungen von Krankenwagen sind in der Regel Rettungssanitäter, aber auch die Feuerwehrleute haben eine hervorragende Ausbildung und werden deshalb oft losgeschickt, wenn Menschen in Gefahr sind, auch wenn es nicht brennt. Tatsächlich dürfen Feuerwehrleute sogar Spritzen geben und intravenöse Infusionen legen.

In diesem Augenblick war mir aber vollkommen gleichgültig, welcher Rettungsdienst als Erster bei mir angekommen war. Das dritte Auto, das vor unserem Haus hielt, war mir viel wichtiger. Ich schaute nicht einmal in die Richtung der Sanitäter, die mit ihren Taschen in der Hand aus dem Wagen sprangen, und ich hatte auch keinerlei Interesse an der Trage, die aus dem Krankenwagen gezogen wurde. Das einzige, was mich interessierte, war die Frau, die jetzt unsere Auffahrt hochgerannt kam.

Ich hatte Lili gebeten, nach Hause zu kommen, und da war sie. Ich wusste, sie würde als Erste bei mir sein.

»Rich!«, rief sie. »Wie geht es dir? Was ist los?«

Ich wollte ihr keine Sorgen bereiten, aber jetzt konnte ich vor ihr nicht mehr verheimlichen, was los war.

»Lili«, sagte ich mit schwerer Zunge, »ich glaube, ich habe einen Schlaganfall.«

2
Hat er was getrunken?

Das Erste, was ich sehe, ist ein Fernseher.

Aber nicht mein Fernseher. Das hier ist nicht mein Zimmer, nicht einmal mein Haus.

Wo bin ich?

Das ist ein Krankenhauszimmer.

Jetzt erinnere ich mich. An alles.

Die Zeitbombe tickt schon seit meiner Geburt. Der Grund dafür, dass mich eines Tages ein Arzt als »klinisch tot« bezeichnen würde, war immer schon da. Mein Hausarzt hatte keinen Schimmer davon, und meine Eltern, meine Lehrer und ich waren ebenso ahnungslos. Ich habe ein erfülltes, glückliches Leben geführt, mit vier Ehefrauen und drei wunderbaren, bildhübschen Töchtern, bevor ich die ersten Anzeichen spürte. Aber als ich sie spürte, kamen sie schnell und auf brutale Weise.

Ich hatte keine Chance.

Die Stimme kenne ich.

Lili. Gott sei Dank. Ich kann sie zwar nicht sehen, aber solange sie mit mir spricht, ist alles in Ordnung.

Aber Moment mal. Sie spricht gar nicht mit mir. Ich kann wieder etwas sehen. Da ist noch eine Frau im Zimmer, gerade außerhalb meines Blickfeldes. Und mit dieser Frau spricht Lili.

Über mich.

»Ich hätte zu Hause bleiben müssen, ich habe doch gemerkt, dass mit ihm was nicht stimmte.«

»Es ist nicht Ihre Schuld. Damit konnten Sie nicht rechnen.«

Die andere Stimme kenne ich auch, aber ich komme nicht drauf, wer es ist. Mir fällt auch kein Gesicht ein. Mein Kopf fühlt sich ganz dumpf an. Wahrscheinlich ist es eine Ärztin. Oder eine Krankenschwester.

»Wie haben Sie denn überhaupt davon erfahren?«

»Er hat mich in der Arbeit angerufen. Ich habe nur fünf Minuten zu fahren, aber ich war noch auf dem Parkplatz, als er anrief.«

»Warum hat er denn nicht selbst den Notdienst angerufen.«

»Irgendwie war er immer selbst der Notdienst. Keine Ahnung, wahrscheinlich hat er die Nummer noch nie gebraucht.«

Nein, das war es nicht. Ich wollte Lilis Stimme hören. Sie würde wissen, was zu tun war, da war ich mir sicher. Ich dachte, alles kommt in Ordnung, wenn ich nur ihre Stimme höre.

Ich wollte bloß, dass sie nach Hause kommt.

»Er muss sich hinsetzen.«

Starke Arme packten mich unter den Achseln und trugen mich in aufrechter Haltung zurück ins Haus. Meine Füße berührten den Boden, konnten aber wenig zu der Bewegung beitragen. Lili ging voraus, um den Männern den Weg zu zeigen, dann trat sie zur Seite.

»Den kenne ich doch«, sagte einer der Sanitäter. »Das ist Richard Marsh, der war bis vor Kurzem bei der Polizei.«

Er sah Lili fragend an, und sie nickte. Ich erinnerte mich an einen gruseligen Fall vor ein paar Jahren, bei dem er als Sanitäter im Einsatz gewesen war, aber die anderen Feuerwehrleute und Sanitäter kamen mir auch bekannt vor. Polizei, Notarzt und Feuerwehr sind so oft gemeinsam im Einsatz, da ist es nur natürlich, dass wir uns ab und zu begegnen.

»Also, Rich«, sagte einer der Sanitäter. »Sie hätten natürlich auf jeden Fall eine gute Behandlung gekriegt, aber wenn das so ist, dann werden wir für absolute Spitzenleistungen sorgen. Wir hier in Napa kümmern uns schließlich um unsere Leute.«

Aber klar.

Ich antwortete ihm laut und deutlich, aber es tat sich nichts. Mein Mund ging nicht auf, meine Zunge bewegte sich nicht. Der Sanitäter, der vor mir kniete, sah die Panik in meinen Augen.

»Es wird alles wieder gut, Rich, ich muss nur ein paar Sachen checken.«

Ich sah ihm zu, wie er die breite schwarze Manschette und die Handpumpe aus seinem Koffer nahm. Wie oft hatte ich nicht schon Leuten den Blutdruck gemessen – also wehrte ich mich nicht, als er die Manschette fest um meinen linken Arm legte. Dann kamen das vertraute Geräusch des Klettbandes und der Druck auf den Arm, als er die Manschette aufpumpte. Währenddessen fragte er Lili, wie lange ich schon in diesem Zustand sei.

»Gegen acht Uhr heute Morgen hat er gesagt, ihm sei schwindlig«, antwortete sie.

»Da konnte er aber noch sprechen?«

»Als ich aus dem Haus ging, konnte er noch alles.«

»Und wann war das?«

»Vor einer halben Stunde.«

Vor einer halben Stunde? Kann das so schnell gehen, von einem kleinen Schwindelgefühl bis dahin, dass ich meinen Unterkiefer nicht mehr bewegen kann?

Offenbar schon.

Lili und die Sanitäter redeten weiter, während sie mir den Puls maßen und noch ein paar Tests durchführten. So hatte ich meine Frau noch nie reden gehört. Sie klang so wie ich früher, als ich oft als Erster an einem Mord-Tatort gewesen war, die einzige klare Stimme im Zimmer, bis Verstärkung kam. Über Details und eigene Gefühle kann man sich Gedanken machen, wenn die Schicht zu Ende ist. Aber im

Einsatz muss man zu hundert Prozent professionell sein. Da sieht man nur die Arbeit, die getan werden muss. Man schaltet sämtliche Emotionen ab, jede menschliche Reaktion. Man stellt die nötigen Fragen und tut, was zu tun ist. Fünfundzwanzig Jahre lang war es mir gelungen, einfach von menschlichen auf professionelle Reaktionen umzuschalten.

Und jetzt stellte ich voller Stolz fest, dass Lili das ebenfalls drauf hatte.

Aber jetzt ist Lili nicht im Profi-Modus. Jetzt stellt sie ihr eigenes Verhalten in Frage. Hätte sie irgendetwas tun können, hätte sie etwas merken müssen? Sie ist ja schließlich Krankenschwester, hat zwanzig Jahre medizinische Erfahrung. Die andere Stimme versichert ihr, dass sie nichts falsch gemacht hat.

»Aber wenn ich schon oben gewesen wäre, als er anrief«, grübelt sie weiter. »Die paar Minuten hätten vielleicht schon was gebracht.«

»Wie lange hat es gedauert, bis Sie ihn zurückgerufen haben?«

»Zwei Minuten, vielleicht auch drei.«

»Was hätte das bringen sollen?«

Lili schweigt einen Moment. Dann sagt sie: »Ich wusste sofort, dass etwas nicht in Ordnung war, als ich die Meldung von der Kollegin am Empfang bekam.«

»Was hat sie denn gesagt?«

»Sie hat mich gefragt: ›Hat er was getrunken?‹ Erst habe ich gedacht, sie macht Witze, aber tatsächlich hatte sie kein Wort von dem verstanden, was er sagte. Er konnte da schon nicht mehr richtig sprechen.«

Ach, deswegen hat sie mich nicht verstanden. Sie hatte kein Sprachproblem, ich hatte ein Sprechproblem.

»Und als Sie ihn zurückgerufen haben?«

»Da war es genauso. Aber an einen Schlaganfall habe ich

gar nicht gedacht. Ich habe nur gedacht, ich muss ganz schnell den Notarzt anrufen und dann sofort nach Hause fahren.«

Meine Kontrolle über meinen Körper kam und ging. Als ich bei Lili anrief, hatte ich offenbar geklungen wie nach einer Sauftour. Aber als sie zu Hause ankam, hatte ich ihr ganz deutlich sagen können, dass ich vermutlich einen Schlaganfall hatte. Und ich hatte mich die drei oder vier Minuten an der Tür aufrecht gehalten, bis die Kavallerie kam. Erst als die Sanitäter da waren, hatten die Beine unter mir nachgegeben.

Fühlen konnte ich jedenfalls alles. Der Druck der Blutdruckmanschette an meinem Arm tat jetzt richtig weh, genau wie die Finger des zweiten Sanitäters, der mir an der Halsschlagader den Puls maß. Das Gewicht meiner Hand, die jetzt auf meinem Oberschenkel lag, hatte sich seit gestern sicher nicht verändert, aber heute fühlte sie sich so schwer an, als gehörte sie einem Fremden. Ich konnte die Hand des Sanitäters spüren, die auf meiner Hand lag, ich konnte seine Finger fühlen, aber bewegen konnte ich sie nicht. Keinen Millimeter, keine Sekunde lang.

In diesem Augenblick wurde mir klar, was ich vor allem spürte.

Angst.

Ich war total verängstigt. Niemand hatte meiner Diagnose widersprochen, ich hatte tatsächlich einen Schlaganfall. Bisher hatte ich nur einen einzigen Menschen persönlich kennengelernt, der einen Schlaganfall gehabt hatte: meine Großmutter mütterlicherseits. Sie war nicht daran gestorben, aber sie war den Rest ihres Lebens behindert gewesen.

Wird es mir auch so ergehen?

Trotz aller Versicherungen, dass ich die bestmögliche Behandlung bekommen würde, konnte ich die Anspannung in den Gesichtern der vier Männer sehen, die sich um mich kümmerten. Ich hatte genug ähnliche Situationen erlebt, um zu erkennen, wie Ersthelfer aussahen, die sich zu einem zuversichtlichen Gesichtsausdruck zwangen.

Verdammt, das habe ich oft genug selbst gemacht.

Kein Sanitäter sagt zu einem Unfallopfer, dass es sterben wird, selbst wenn sämtliche inneren Organe quer über die Straße verteilt liegen. Kein Feuerwehrmann sagt zu seiner Frau, dass sie fürs Leben entstellt ist, selbst wenn sie absolut grauenhaft aussieht. Ich kannte die Antwort, auch wenn ich die Frage nicht herausbrachte.

»Alles wird gut, Rich. Alles wird gut.«

Das machte mir nur noch mehr Angst.

3
In guten Händen

Gesichter. Eins auf der einen Seite des Bettes, es starrt mich an. Ich frage mich, wie lange die Leute schon da sind. Zwischendurch bin ich immer mal wieder weg. Sie müssen drauf gewartet haben, dass ich wach werde.

Also los, bringen wir's hinter uns. Sagt mir, was los ist, und verkünstelt euch nicht. Ich war fünfundzwanzig Jahre lang ein Cop, ich habe Dinge gesehen, die ihr euch lieber nicht vorstellen wollt. Ich halte das aus.

Redet mit mir.

Ich bin bereit.

Redet mit mir, verdammt noch mal, steht doch nicht einfach nur rum! Irgendwer kann doch wohl mit mir reden, oder? Mir sagen, was los ist.

Als die Sache aus dem Ruder lief, hatte ich nur einen einzigen Gedanken.

Ich wollte meine Lili bei mir haben.

Ich konnte nur daran denken, sie nach Hause zu holen, damit sie die Dinge in Ordnung bringt. So nah waren wir uns.

Seit ich sie das erste Mal im Fitnessstudio gesehen hatte, war ich verrückt nach ihr. Eine bildhübsche Frau, die richtige Gewichte stemmt, sieht man selbst in einem kalifornischen Fitnessstudio nicht alle Tage. Sie war nicht ganz eins sechzig groß, hatte dunkelbraune Haare, braune Haut, braune Augen und ein riesig breites Lächeln im Gesicht, wenn sie jemanden sah, den sie kannte. Und sie war tätowiert, den ganzen Arm entlang.

Ich war vorher schon drei Mal verheiratet gewesen, aber

ich hatte keine Hemmungen, es 2006 noch ein viertes Mal zu wagen. Sie war acht Jahre jünger als ich. Bis heute haben wir nie ein einziges böses Wort miteinander gesprochen.

Als ich jetzt drei Jahre später an diesem Mittwochmorgen in meinem Wohnzimmer lag, wusste ich einfach, Lili würde das hinkriegen. Natürlich ist das viel zu viel Druck für einen einzelnen Menschen, aber so dachte ich eben. Sie war immer schon etwas ganz Besonderes für mich gewesen, aber in diesem Augenblick war sie einfach alles für mich.

Und genau deswegen war die nächste Stunde kaum zu ertragen.

Ich war sehr beeindruckt von ihrer professionellen Art. Sie stand neben uns, schaltete in den Krankenschwestermodus um und beantwortete die Fragen der Sanitäter mit bewundernswerter Distanz und Ruhe. Jede andere Ehefrau wäre vermutlich hysterisch geworden, aber Lili riss sich um meinetwillen zusammen.

Als alle Vitaltests gelaufen waren, übernahmen die Krankenwagenfahrer die Regie.

»Rich, können Sie bis zur Tür gehen?«, fragte einer.

Ich nickte.

Natürlich kann ich zur Tür gehen.

Aber erst einmal musste ich aufstehen, und mir wurde schnell klar, dass ich ohne Hilfe nicht hoch kam.

Lili sah die Verzweiflung in meinem Blick vermutlich als Erste.

»Er braucht Hilfe«, sagte sie.

»Kein Problem.«

Die Fahrer wuchteten mich hoch, griffen mir wieder unter die Arme, und los ging's. Ich hatte gedacht, wenn ich erst mal stünde, würde ich die fünf Meter bis zur Tür allein schaffen, aber daran war gar nicht zu denken. Meine Beine wollten sich nicht bewegen. Sie konnten nicht einmal mein Gewicht tragen.

Ich war total verwirrt, ich verstand das Ganze überhaupt nicht. Ist bei einem Schlaganfall nicht nur eine Seite betroffen? Meine Großmutter hatte überhaupt kein Gefühl mehr auf der linken Seite, während ihre rechte Seite ganz normal geblieben war. Instinktiv konzentrierte ich mich auf den rechten Fuß. Wenn ich zur Tür hüpfen müsste, bitte. Alles, um mir ein bisschen Würde zu bewahren, ein bisschen Kontrolle über meinen Körper.

Ich konzentrierte meine gesamte Kraft auf diesen Fuß, aber er bewegte sich trotzdem nicht. Ich starrte ihn nur an, ungläubig, ja, zornig. Vollkommen verwirrt. Niemand bringt uns bei, wie wir die Beine bewegen sollen, es ist nicht wie in der Fahrschule oder wenn wir Kochen lernen. Nicht wie bei den Informationen, die ich auf meine Schüler losließ, damit sie sie aufsaugten wie ein Schwamm. Man muss niemandem sagen, wie er laufen soll. In diesem Moment wurde mir klar, wie wenig ich über meinen eigenen Körper wusste. Er hat ja keine Knöpfe und Schalter wie ein Computer. Aber ich hatte tatsächlich keine Ahnung, wie ich mein rechtes Bein bewegen sollte.

Dann kam die Panik.

Was ist los mit mir?

Die Fahrer sahen mich an, dann einander. Ihr Griff blieb fest, aber was würde passieren, wenn er nachließ? Wenn sie dachten, ich könnte allein stehen?

Ich bin eins fünfundachtzig, da fällt man tief, wenn man fällt. Ich hatte Leute sehen, die weniger tief gefallen waren und sich Arme, Beine, sogar den Hals gebrochen hatten. Ich konnte mir später noch genug Sorgen darüber machen, was mit mir passiert war: In diesem Moment hatte ich einfach nur panische Angst, sie könnten mich loslassen.

»Alles in Ordnung, Rich, wir halten Sie fest«, sagte der Typ links von mir.

Ich nickte und wollte mich bedanken, aber meine Zunge

streikte ebenso wie meine Beine. Ich kriegte nicht einmal den Mund auf. Wie war das möglich? Vor fünf Minuten hatte ich noch mit Lili gesprochen, und jetzt konnte ich nicht einmal mehr den Männern danken, die versuchten, mir zu helfen? Wie kann man einfach vergessen, wie man spricht?

Es wurde Zeit, dass wir aus dem Haus kamen. Die Fahrer gingen mit mir zur Tür, und ich spürte meine Füße, die über den Holzboden schleiften. Ich spürte tatsächlich alles, hatte aber keinerlei Kontrolle über meine Bewegungen. Ich war wie eine Marionette, nur dass ich nicht von Fäden gehalten wurde, sondern von den starken Armen zweier Krankenwagenfahrer. Das war noch schlimmer als die Tatsache, dass ich nicht sprechen konnte. Meine Füße waren wie tot.

Das war der Tiefpunkt meines Lebens.

Was ist denn mit diesen Leuten los? Sie sehen aus wie Ärzte, benehmen sich aber wie Clowns. Jetzt reden sie miteinander, einfach über mich hinweg, als wäre ich gar nicht da. Warum tun sie das? Warum ignorieren sie mich? Was ist das denn für ein unmögliches Benehmen?

Und warum schwitzen sie nicht mit den vielen Kleidern, die sie anhaben?

Der Himmel war so blau wie selten, ein warmer Wind strich mir übers Gesicht. Der Straßenverkehr summte vor sich hin, aber ich saß nicht auf meinem Motorrad, sondern lag angegurtet auf einer Trage und wurde von vier Männern eilig über den Betonbelag unserer Auffahrt geschoben.

Mit ihren Schultern und Köpfen versperrten sie mir die Sicht. Ich konnte keine Blumen auf dem Rasen sehen, nicht einmal Lili konnte ich erkennen. Als die hohen Äste unserer alten Eiche ins Bild kamen, wusste ich, dass wir an der Straße angekommen waren.

Von hier an kannte ich sämtliche Bewegungen. Die Trage würde hinter den Krankenwagen gefahren, dann würde man sie bis an die Liege im Wagen schieben, die Vorderräder klappten ein, und dann würden mich die Männer auf die Liege schieben. Einer der Fahrer würde sich ans Steuer setzen, der andere blieb bei mir hinten. Vielleicht würde noch einer von den Sanitätern mitkommen. Mir war das egal, ich wollte nur, dass meine Frau bei mir blieb.

Alles lief, wie ich erwartet hatte, und selbst mit dem Fahrer und einem Sanitäter war noch genug Platz für Lili. »Sie können gern mitfahren«, sagte der Typ, der mich wiedererkannt hatte, zu ihr.

Ich konnte sie nicht sehen, aber ich hörte sie.

»Ach, wissen Sie was?«, sagte sie. »Ich muss noch das Haus abschließen und bei Richs Schule anrufen. Ich komme mit meinem Auto nach.«

Ich hörte jedes Wort, aber ich brauchte ein paar Sekunden, bevor ich begriff.

Du bleibst nicht bei mir?

Ich schrie es heraus. Oder besser gesagt, ich versuchte zu schreien, aber es funktionierte immer noch nicht. Ich brachte nicht einmal ein Gurgeln heraus. Wie sollte ich meiner Frau klarmachen, dass ich sie an meiner Seite brauchte?

Plötzlich fiel ein Schatten auf mich, und ich erkannte Lili, die ins Auto kletterte. Irgendwie hatte sie mich wohl doch gehört und meine Botschaft empfangen. Aber sie sagte mir nur, sie würde gleich nachkommen, küsste mich auf die Stirn und stieg wieder aus.

Sie war immer noch im Krankenschwester-Modus, und eine Sekunde lang hasste ich sie deshalb. Als die Türen des Krankenwagens geschlossen wurden, konnte ich kaum glauben, dass sie weg war. Ich verstand ihre Gründe, ich hatte ja alles gehört. Sie erledigt ihren Job und ließ die Profis ihre Arbeit tun. Aber jetzt nahm ich ihr all das übel, was ich ein paar Minuten zuvor im Haus noch bewundert hatte: ihren Pragmatismus, ihre Logik, ihre Ruhe.

Hier geht es nicht um Effizienz, Lili, du bist doch meine Frau!

Wie lange habe ich geschlafen?

Die Gesichter sind weg. Ich höre das Summen der Maschinen an meiner rechten Seite. Ich sehe, wie sich mein Brustkorb hebt und senkt, genau im Rhythmus der Blasebälge, die Luft in meine Lungen pumpen. Mehr sehe und höre ich eine ganze Weile nicht. Dann wird mir klar, dass sonst auch nichts zu hören ist. Keine anderen Geräusche aus dem Korridor oder aus meinem Zimmer. Der Fernseher ist so leise gestellt, dass man ihn fast nicht hört. Und von draußen höre ich auch nichts.

Vor allem aber höre ich Lili nicht.

Wo ist sie? Sie ist doch immer da. Wie soll ich das hier durchstehen ohne sie?

Die schrille Sirene war hinten im Krankenwagen gut zu hören, als wir durch den Morgenverkehr rasten. Ich kannte das dazu passende Lichtsignal. Die Gurte um meinen Brustkorb hielten mich fest, wenn der Wagen in die Kurven ging. Ich vermutete, dass wir ins *Queen of the Valley Medical Center* fuhren. Bei diesem Tempo würde die Fahrt nicht lange dauern.

Nicht nur der Wagen fuhr schnell. Der Fahrer und der Sanitäter kramten hektisch in Schubladen und Schachteln wie Passanten, die Geldscheine aus einem kaputten Geldautomaten aufsammeln. Beide redeten, allerdings nicht miteinander. Der Fahrer rief in sein Telefon, dass er mit einem Patienten unterwegs sei, der schlecht aussähe. Ich brauchte ein paar Sekunden, bis ich kapierte, dass er mich meinte. Aber immerhin erfuhr ich auf diese Weise, dass ich richtig geraten hatte, was unser Ziel anging.

Der Sanitäter war noch geschäftiger. Er kommentierte alles, was er tat, und stellte mir ab und zu Fragen, ohne allerdings eine Antwort abzuwarten. Er wusste genauso gut wie ich, dass ich nicht antworten konnte. Und er wusste auch, dass es auf meine Antworten nicht ankam. Er versuchte mich lediglich wach zu halten, überwachte jeden meiner Atemzüge und sorgte dafür, dass ich nicht das Bewusstsein verlor. Reine Routine, ich hatte das Hunderte Male miterlebt.

Plötzlich hob er meinen linken Arm an und rollte meinen Ärmel hoch. Sekunden später betupfte er meinen Handrücken, und dann spürte ich einen stechenden Schmerz. Instinktiv versuchte ich, meinen linken Arm wegzuziehen und ihn mit der rechten Hand abzuwehren. Meine linke Hand bewegte sich nicht, aber die rechte wurde nur von dem Gurt um meine Brust aufgehalten, sonst wäre sie ihm ins Gesicht geflogen. Die Kontrolle über diese Hand war offenbar genauso unerklärlich wiedergekommen, wie sie verschwunden war.

Vielleicht habe ich das Schlimmste schon hinter mir, dachte ich und hoffte, ich würde bald wieder auf meinen eigenen Füßen stehen. *Vielleicht war das alles nur ein schlechter Traum.*

Der Sanitäter holte mich zurück auf den Boden der Tatsachen.

»Die Infusion ist drin«, sagte er, ob zu mir oder zu seinem Kollegen, konnte ich nicht erkennen.

»Wir sind jetzt am Queen of the Valley«, kündigte der Fahrer an. »Dort werden wir erwartet.« Und dann sah er mich zum ersten Mal direkt an, seit wir losgefahren waren. »Hier sind sie in den besten Händen, Rich. Alles Gute.«

4
Verschlossen und verriegelt

»Ich weiß nicht, was ich mir dabei gedacht habe. So lange dauert es ja nun auch nicht, eine Tür abzuschließen.«

Ich habe Lili noch nie so aufgeregt gehört, und es macht mich traurig, sie so zu hören. Vor allem, da sie mit mir redet.

»In dem Moment, als sie die Wagentür zumachten, wusste ich, dass ich einen Fehler begangen hatte, aber da war es zu spät.«

Sie steht mit dem Rücken zu mir am Fenster. Sie kann mir nicht mal in die Augen sehen.

»Und wenn jetzt während der Fahrt etwas passiert wäre? Wenn …«

Sie redet nicht weiter. Sie kann den Satz nicht beenden, so fertig ist sie.

Ich möchte ihr sagen, dass es keinen Grund gibt, mich um Verzeihung zu bitten. Ich möchte ihr sagen, dass ich sie verstehe – auch wenn das nicht stimmt – und dass sie sich keine Gedanken machen soll. Aber vor allem möchte ich ihr danken, weil sie mit mir redet wie mit einem richtigen Menschen und mich nicht behandelt wie eine Schaufensterpuppe im Schlafanzug. Alle anderen hier reden mehr über mich als mit mir. Es ist ein Segen, dass endlich jemand auf mich eingeht, selbst wenn Lili mich dabei nicht anschauen kann.

»Wenn er es nicht mehr geschafft hätte?«, sagt sie schließlich.

Moment mal, hey, von wem redest du da, Lili? Und mit wem redest du?

Sie dreht sich halb um, und ich sehe, wie sie den Kopf schief legt, die Hand am Ohr. Sie spricht in ein Handy.

Du redest gar nicht mit mir, oder? Du machst nicht etwa

deswegen Pausen, weil du Luft holen musst und nicht weitersprechen kannst. Du hörst jemandem zu. Jemandem, den du hören kannst. Jemandem, von dem du weißt, dass er existiert.

Auch für dich bin ich unsichtbar geworden.

Ich war oft genug einem Krankenwagen ins Queen of the Valley gefolgt – oder, wie die Angestellten dort sagen, »ins Queen« –, um sofort die Route zu erkennen, die wir genommen hatten. Selbst hinten im Krankenwagen, den Blick fest auf die Wagendecke gerichtet, hätte ich während der gesamten Fahrt genau sagen können, wo wir waren. Das längste Stück führte über den St Helena's Highway. Dann mussten wir auf die Trancas Street abbiegen, und als der Wagen eine scharfe Linkskurve fuhr und abbremste, wusste ich, wir waren da.

Normalerweise hält man an dieser Stelle an. Die Notarztwagen jedoch fahren noch ein Stück weiter auf der linken Seite des großen, weit gestreckten Gebäudes und halten dann direkt vor dem Eingang zur Notaufnahme. Dort können sie die Patienten nicht nur direkt ins Gebäude fahren, sie umgehen auch die neugierigen Passanten auf der Trancas Street vor dem Verwaltungsgebäude.

Jetzt gingen die Türen auf und Tageslicht strömte herein. Meine Helfer sprangen aus dem Wagen und nahmen die Schläuche und ihre Taschen mit. Zwei Pfleger warteten vor der Tür; sie wussten schon alles, was sie wissen mussten.

»Er ist stabil«, rief mein Sanitäter ihnen zu. »Aber er macht dicht, und zwar ziemlich schnell.«

Da hatte er leider recht.

Während der kurzen Fahrt hatte ich für einige Momente meine Gliedmaßen wieder kontrollieren können. Ich konnte die Finger meiner rechten Hand und meine Zehen bewegen, wenn ich sie anschaute.

Aber das schien jetzt eine Ewigkeit her zu sein.

Als wir in die Trancas Street einbogen, dachte ich nicht mehr darüber nach, wohin wir fuhren, sondern nur noch an meinen Körper. An mich. An das, was mit mir passierte.

Mit dem linken Fuß ging es los. Im einen Augenblick konnte ich meine Zehen bewegen, dann waren sie weg. Genauso ging es mit dem linken Bein, dann mit dem rechten Fuß und mit dem Bein. Der linke Arm war von Anfang an weg gewesen, aber jetzt machte der rechte Arm auch nicht mehr mit. Es war, als würde mein gesamter Körper runterfahren. Ich konnte noch alles fühlen – jedes Schlagloch, die groben Gurte um meinen Brustkorb, die Infusion in meiner Hand –, aber reagieren konnte ich nicht mehr, und schon gar nicht kontrollieren. Ich hatte in Filmen gesehen, wie in einer Stadt die Lichter ausgingen, ein Straßenzug nach dem anderen. Genauso fühlte es sich jetzt bei mir an. Ganz allmählich gingen bei mir die Lichter aus.

Zentimeter für Zentimeter breitete sich in meinem Körper das Nichts aus.

Als sie die Trage auf den Gehweg vor der Notaufnahme absenkten, versuchte ich den Kopf zu heben, um nach Lili zu schauen, aber er bewegte sich nicht mehr, und so blieb ich wie festgeklebt auf dem harten Kopfpolster liegen.

Ich kann nicht einmal mehr den Kopf drehen.

Und ich hatte keine Ahnung, wo Lili war.

Jeder, der schon mal eine Folge von *Emergency Room* gesehen hat, weiß genau, was danach passierte. Die Pfleger schnappten sich die Trage und rannten ins Haus. Aufgänge, Schwingtüren, alles in Höchstgeschwindigkeit. Ich wusste, warum sie sich so beeilten. Von Schlaganfällen hatte ich nicht viel Ahnung, aber mir war klar, je schneller die Diagnose steht, desto größer sind die Chancen auf eine Genesung. Es war noch keine Stunde her, dass ich Lili im Hospiz angerufen hatte, das war auf jeden Fall gut.

Aber was, wenn mir etwas ganz anderes fehlte? Was,

wenn es etwas Schlimmeres war? Bisher war ich der Einzige, der von einem Schlaganfall gesprochen hatte.

Und ich hatte ja keine Ahnung.

Ich höre Lili. Telefoniert sie oder redet sie mit jemandem, der hinter mir steht? Ich kann es nicht sagen. Sie ist jedenfalls ziemlich aufgeregt.

»Sie wollten mich nicht mal reinlassen, dabei habe ich hier mal gearbeitet, stell dir das mal vor!«

Sie hält inne. Hört sie jemandem am Telefon zu oder kämpft sie mit ihren Emotionen? Keine Ahnung.

»Sie wollten mich nicht reinlassen, weil sie nicht wussten, wer ich war. Die Krankenwagen haben im Queen of the Valley ihren eigenen Zugang; Leute wie ich, die einen Parkplatz brauchen, müssen durch den Haupteingang rein. Der ist auf der anderen Seite des Gebäudes. Und dann wollten sie mich einfach nicht reinlassen.«

Sei nicht so hart mit dir selbst, Lili.

»Ich musste mich in die Warteschlange stellen, mit den Patienten, die auf eine Behandlung warteten. Und da konnte ich mich ja nicht vordrängeln, schließlich waren das alles Notfälle. Mir dagegen fehlte gar nichts, da konnte ich mich doch nicht an einem blutenden Kind vorbeischieben oder an der Schwangeren, die aussah, als würde sie gleich platzen.«

Das macht doch nichts, mein Schatz.

»Irgendwann war ich dann doch dran, die Frau am Empfang suchte im Computer und erklärte mir, Rich wäre nicht hier. ›Sind Sie sicher, dass er hierher gebracht worden ist?‹ Natürlich war ich sicher, ich war ja hinter dem Krankenwagen hergefahren! Aber sie glaubte mir nicht. Erst als ich sagte, vielleicht wäre er noch nicht im System, hatte sie eine Idee. Dann rief sie in der Notaufnahme an. Als ob sie das nicht gleich hätte tun können! Als sie auflegte, lächelte sie. ›Ja, Ihr Mann ist da, er wird gerade untersucht. Wenn Sie solange Platz nehmen

wollen, sobald es etwas Neues gibt, kommt jemand und informiert Sie.‹

›Aber ich brauche keine Informationen‹, sagte ich ihr. ›Ich will zu ihm!‹«

Ich könnte durchdrehen. Lili hat mir davon erzählt, dass die meisten Leute, die im Krankenhaus behandelt werden, keine Ahnung haben, was ihre Lieben durchmachen und wie wenige Informationen sie bekommen. Den Luxus habe ich nicht, ich höre den Schmerz und die Frustration in ihrer Stimme deutlich genug. So ähnlich ging es mir, als meine Kinder geboren wurden. Man könnte mit dem Kopf vor die Wand laufen, um irgendwelche Informationen zu kriegen. So ging es mir damals, und so geht es Lili jetzt.

Ich weiß, Ärzte haben eine klare Priorität: Sie wollen Leben retten. Ihnen ist es nicht so wichtig, die Angehörigen zu informieren, sich um sie zu kümmern. Aber das ist falsch. Lili jedenfalls hätte man jede Menge unnötiges Leid ersparen können, als ich ins Krankenhaus kam. Und mir auch. Selbst als ich in der Notaufnahme von einem Spezialisten für Schlaganfälle untersucht wurde, hatte ich nur eine Sorge: Wo ist Lili?

Wo ist meine Frau?

Die Sanitäter waren verschwunden, auch die Fahrer waren weg und hatten ihre Trage mitgenommen. Ich hätte mich gern noch bei ihnen bedankt.

Ohne sie wäre ich jetzt nicht hier.

Aber wo war ich eigentlich? Ich sah einen großen Raum voller medizinischer Geräte und einen Untersuchungstisch. Vor mir standen eine Frau und zwei Männer, alle drei weiß gekleidet. Der erste, der das Wort ergriff, sah älter aus als die anderen beiden. Er hatte weißes Haar, trug eine Brille und war ganz klar eine Autorität. Vermutlich der Chef. Vielleicht konnte er mir sagen, was mit meinem Körper los war – und wo meine Frau war.

»Wir machen jetzt ein CT, Richard«, sagte er. »Verstehen Sie mich?«

»Aber sicher.«

Habe ich gerade gesprochen?

Urplötzlich war die Kontrolle über meine Zunge wieder da. Ich hatte es nicht gemerkt, sie war einfach da. Es klang verschwommen, aber der Arzt sah mich so an, dass ich vermutete, er hatte mich verstanden. Und er schien genauso überrascht wie ich.

»Sobald wir das CT gemacht haben, wissen wir, was los ist«, erklärte er.

Ich wollte ihn nach Lili fragen, aber diesmal kam kein Wort heraus. Wie konnte mein Mund plötzlich funktionieren und im nächsten Augenblick nicht? Hatte ich mir das alles nur eingebildet? Oder was?

Die beiden Pfleger drehten meine Trage um, aber bevor wir losfuhren, öffneten sie alle Knöpfe, Reißverschlüsse und Haken an meiner Kleidung. Sie hätten vorher einen Ton sagen können, aber in diesem Moment ging Schnelligkeit wohl vor Etikette. Nicht einmal zwei Minuten später war ich splitternackt und wurde in das traditionelle Krankenhaushemd gekleidet. Clark Ken alias Superman wäre vor Neid erblasst angesichts dieses Tempos. Aber sein Kostüm war wenigstens nicht aus Papier. Meins kratzte vom ersten Augenblick an. Und das Geräusch! Es knitterte und raschelte bei jeder Bewegung der Trage. Eigentlich hätte ich in dieser Situation andere Sorgen haben sollen, aber das Geräusch war überall. Ein paar Minuten konnte ich nichts anderes mehr denken.

Sobald ich angezogen war, fuhren sie los. Die Röntgenabteilung war im Keller, wir hatten also einigen Weg vor uns.

»Ich bin einfach in Tränen ausgebrochen. Ich bin eine erwachsene Frau und noch dazu eine Krankenschwester, aber um Got-

tes willen, irgendwann ist es zu viel. Ich habe mir vorgestellt, wie Rich da irgendwo in diesem riesigen Krankenhaus liegt und nicht weiß, was eigentlich mit ihm passiert, und denkt, ich habe ihn da allein gelassen.«

Lili nimmt das alles viel zu persönlich; ich würde gern etwas sagen, was ihr hilft. Aber sie diskutiert mit jemand anderem, nicht mit mir.

Du kannst mir alles sagen, Lili, ich bin da.

»Am Ende hatten sie dann doch Mitleid mit mir, jemand kam raus und sagte mir, sie hätten Rich zum CT gebracht. Wenn ich Glück hätte, könnte ich ihn dort noch erwischen.«

Innerlich muss ich lachen. Was heißt denn Glück, Lili ist die fitteste, schnellste Frau die ich kenne. Ich kann mich erinnern, wie sie aussah, als sie dort ankam. Sie war außer sich vor Sorge, aber man sah ihr wirklich nicht an, dass sie gerade über das ganze Gelände gesprintet war.

Ich war total begeistert, dass sie es getan hatte.

In meinem Arbeitsleben hatte ich ständig mit dem Tod zu tun gehabt, direkt oder indirekt. Das gehörte zu meinem Job wie die Erkennungsmarke und die Uniform, wie meine Waffe und der Streifenwagen, in den ich morgens einstieg. Und ich hatte wirklich Glück gehabt. Ich hatte ein Vierteljahrhundert Polizeidienst mit Mördern, Gangstern und Drogensüchtigen überlebt, ohne jemals körperlich zu Schaden zu kommen. Aber ich erkannte Gefahr, wenn ich sie sah, und sie machte mir nach wie vor Angst. Die Angst gehörte ebenfalls zu meinem Job, und wenn ich jemanden traf, der mir erzählte, er hätte keine Angst, wusste ich, dass ich es mit einem Lügner zu tun hatte – oder mit einem Verrückten.

Angst gehört zum ganz normalen Alltag jedes erfahrenen Polizisten; allerdings gibt es ein paar mentale Tricks, um damit zurechtzukommen.

Als ich in die Röntgenabteilung kam, hätte ich mich gern an diese Tricks erinnert. Wenigstens an einen.

Auch hier sah es irgendwie aus wie im Fernsehen. Es war, als würde man an den Drehort von *Star Trek* oder einer anderen Science-Fiction-Serie gefahren. Silber, Stahl und Chrom waren die vorherrschenden Farben. Es roch durchdringend nach Putzmitteln, und die Atmosphäre war getränkt mit Unsicherheit, jedenfalls was die Ärzte anging. Über das Gefühl der Unsicherheit war ich längst hinaus. Ich war einfach nur noch außer mir vor Angst.

Vor dem, was in meinem Körper vorging, aber auch vor dem, was mir jetzt bevorstand.

Ich konnte nicht einmal den Kopf drehen, um den Arzt anzusehen, der mir das CT erklärte. Wenn ich meine Augen so weit wie möglich nach rechts verdrehte, konnte ich gerade eben seinen Scheitel sehen. Ihm war es aber offenbar egal, ob ich ihn sah oder auch hörte. Er wollte nur endlich loslegen. Im Nachhinein bin ich ihm dankbar dafür, damals jedoch fühlte ich mich wie ein winziges Rädchen im Getriebe.

Jedenfalls erzählte er mir, das CT bringe schichtweise Röntgenbilder des gesamten Körpers hervor, und mit ihrer Hilfe werde man herausfinden, was mir fehlte: Infektionen, Tumore, sonstige Probleme – das CT musste und würde sie aufspüren.

So weit die Theorie. Allerdings musste ich mit der Praxis klarkommen. Und der Scanner sah nicht aus wie ein schlankes Produkt der Hochtechnologie, sondern eher wie ein riesiger Donut, und klang wie eine kaputte Mikrowelle. Der ganze Vorgang war verwirrend, erschreckend, angsteinflößend. Ich wusste, dass man mir damit nur helfen wollte, aber aussehen tat das Gerät wie die Laborausstattung eines durchgedrehten Naturwissenschaftlers. Und ich war das Versuchstier in diesem Labor.

Ich hatte nur eine Möglichkeit, das Ganze durchzustehen: wenn ich wusste, dass Lili da war.

Und sie war da.

Sie kam, als wir die Notaufnahme verließen, warf sich noch während der rasenden Fahrt durch den langen, düsteren Korridor über mich und erklärte mir, wie leid es ihr tat, dass sie so lange gebraucht hatte. Ich lächelte, jedenfalls innerlich. Ob mein Mund mitmachte, weiß ich nicht, in diesem Moment fühlte es sich nicht so an.

»Ist schon in Ordnung«, wollte ich sagen. Aber meine Stimme funktionierte ja auch nicht.

Hey, Marsh, du hast gerade mit dem Arzt geredet, da wirst du doch wohl ein Wort zu deiner Frau sagen können!

Das Hin und Her zwischen Kontrolle und Machtlosigkeit, Sprechen und nicht Sprechen war unerträglich. Aber es lenkte mich auch ab. Als wir beim CT ankamen, war ich deshalb innerlich vollkommen unvorbereitet.

Die beiden Pfleger hoben mich von der Trage und auf eine Art Fließband, das mich in den Riesendonut hineintransportieren sollte, wo die Bilder von mir gemacht würden, wie man mir sagte. Kein Problem, alles klar, kein Grund zur Aufregung.

Bis ich sah, wie die Pfleger hinter der Wand am anderen Ende des Raums in Deckung gingen, wo auch schon der Arzt, Lili und alle anderen standen. Kein Zweifel, jetzt wurde es gefährlich. So gefährlich, dass es für unschuldige Zuschauer wie die Ärzte und meine Frau eine Bedrohung darstellte.

Der nächste Gedanke beunruhigte mich noch mehr. Wenn sie mich ohne Bedenken dieser Bedrohung aussetzten, wie gefährlich war dann meine Krankheit?

»Sie müssen vollkommen still liegen«, erklärte mir der Röntgenassistent.

Ich kann sowieso nichts anderes tun.

Dachte ich, denn meine Zunge klebte inzwischen fest an meinem Gaumen und fühlte sich bleischwer an. Das fiel mir erst auf, als ich versuchte, sie zu benutzen.

Panik.

Wir halten so viele Dinge für selbstverständlich, ich habe das jedenfalls ein Leben lang getan. Aber als ich so da lag, kurz bevor man mich in dieses gefährliche Ding schob, wurde mir plötzlich klar, dass ich vollkommen unfähig war, irgendetwas zu tun. Ich konnte meine Beine nicht bewegen, meine Arme waren wie tot und mein Kopf fühlte sich an wie ein schwerer Felsbrocken. Aber dass sich auch in meinem Mund nichts mehr tat, machte mich fertig. Ich fühlte meine Zunge schwer und breit da liegen und meinen Speichel, der sich darum sammelte. Sechzig Jahre lang hatte ich keinen Gedanken an meinen Speichel verschwendet, aber jetzt spürte ich, wie er meinen Mund füllte.

Biologie war nie mein Lieblingsfach, aber meine CSI-Arbeit bei der Polizei und jetzt an der Schule hatte mich doch mit einigen Informationen versorgt. Und ich wusste, ein Überschuss an Flüssigkeit im Mund, der nicht entfernt oder geschluckt wird, kann nur zu einem Ergebnis führen.

Tod durch Ertrinken.

Zum Glück funktionierte mein Schluckreflex noch. Ich konnte spüren, wie ich schluckte. Allerdings hatte ich auch das nicht unter Kontrolle, es lief sozusagen auf Autopilot.

Ich versuchte, das positiv zu sehen. *Sei dankbar, dass dein Körper weiß, was zu tun ist.* Aber wusste er das wirklich? Wenn meine Fähigkeit, meiner Frau zu sagen, dass ich sie liebte, ebenso verschwunden war wie meine Fähigkeit, zu gehen, zu stehen oder zu lächeln, wie konnte ich dann sicher sein, dass mein Schluckreflex noch lange funktionieren würde?

Ich sterbe …

Noch ein Schubser, dann lag ich unter den Lichtern. Jeder, der schon mal zehn Minuten in einem Solarium verbracht hat, kennt das Gefühl. Aber ich kannte es nicht, und ich fühlte mich wie ein Maiskolben, der gleich zu Popcorn verarbeitet werden soll.

Ein Klicken, ein Surren, dann gingen die Lichter an. Jetzt ging es los, ich wurde untersucht. Getestet. Von dem gleitenden Balken über mir ausgeforscht. Ein großer Kamm glitt über mich hinweg, leuchtete mit grellem Licht jeden Zentimeter meines Körpers aus. Das Hemd leuchtete auf, jeder Knick und jede Falte im Rampenlicht. Sämtliche Farben verschwanden, alles war nur noch weiß.

Ich schloss die Augen und betete, dass ich in der Lage sein möge, sie wieder aufzumachen, wenn alles vorüber war.

5
Schau ihm in die Augen

Warum schlafe ich immer wieder ein? Kein Wunder, dass mich alle behandeln, als wäre ich unsichtbar. Sie denken bestimmt, dass ich die ganze Zeit schlafe. Vermutlich wollen sie mich nicht wecken.

Aber ich schlafe gar nicht. Wenn ich schlafen würde, könnte ich das Rascheln nicht hören. Woher kommt dieses Geräusch? Es klingt wie Papier im Wind. Ist hier irgendwo ein Ventilator oder eine Klimaanlage? Kann nicht sein, dafür ist es zu warm. Sie werden doch wohl nicht die Heizung angedreht haben? Im Mai? In Kalifornien? Das ist doch lächerlich. Wie soll ich denn jemals wieder gesund werden, wenn es so heiß ist, dass man nicht mal denken kann?

»Jetzt kommt die Anatomievorlesung.«

Wir waren wieder in der Notaufnahme. Der Arzt, den ich vorher schon gesehen hatte, stand vor mir. Er schaute von Lili zu mir und zurück, dann zu einem anderen Mann, dem Neurologen, wie man mir sagte. Er würde uns erklären, was sie beim CT herausgefunden hätten.

»Wir haben jetzt die CT-Ergebnisse«, sagte der Neurologe. »Und sie bestätigen im Wesentlichen, was wir uns schon gedacht haben. Rich, Sie hatten einen sehr schweren Schlaganfall.«

Er hielt inne. »Nun weiß man, dass viele Patienten nach einem Schlaganfall wieder ganz gesund werden. Aber leider ist ihr Schlaganfall ein wenig anders.«

»Inwiefern?«, fragte Lili.

Das wollte ich auch gern wissen, aber ich hatte meine Zweifel, dass ich die Erklärung verstehen würde. Mein CSI-

Wissen würde auf eine harte Probe gestellt werden, das war mir klar.

»Schlaganfälle werden durch einen Sauerstoffmangel im Gehirn ausgelöst«, sagte der Neurologe. »Das kann auf zweierlei Weise passieren. Die meisten Schlaganfälle werden durch ein Blutgerinnsel, einen Thrombus ausgelöst. Wir nennen das einen ischämischen oder auch ›weißen‹ Schlaganfall. Die andere Sorte ist ein hämorrhagischer Schlaganfall, bei dem eine Arterie platzt und das Gehirn mit Blut überschwemmt.

So weit, so gut.

»Das CT hat ergeben, dass sie einen ischämischen Schlaganfall erlitten haben.«

Na prima, dann bin ich in der Mehrheit. Der Normalfall. Damit werdet ihr ja wohl umgehen können.

»Es gibt also ein Blutgerinnsel«, fragte Lili und sah ihn an.

Der Arzt nickte.

»Aber woher kommt das?«, fragte Lili. »Ich habe gedacht, Schlaganfälle betreffen vor allem Alkoholiker und Leute mit extremem Stress. Rich ist absolut fit. Er ernährt sich richtig, das meiste baut er selbst an. Er treibt Sport. Er war noch nie krank! Und er ist ja auch noch nicht so alt! Wie kann das passieren?«

Ich sah die Angst in ihren Augen, und der Arzt sah sie auch. Seinen Blick konnte ich jedoch nicht deuten, ich konnte nur hören, was er sagte.

»Ich fürchte, das Ganze hat mit Richs Lebensweise überhaupt nichts zu tun«, erwiderte er.

»Und was soll das heißen?«

Lass ihn doch mal ausreden, Lili!

»Blutgerinnsel können auch durch eine Verletzung entstehen, sei es eine Kopfverletzung oder eine Verletzung irgendwo anders im Körper. Oder durch zu wenig Bewegung. Wenn man während eines Langstreckenflugs zu lange still sitzt, kann man eine Venenthrombose bekommen, was nichts anderes ist als ein Blutgerinnsel. Wir wissen noch nicht, woher Richs Blutgerinnsel kommt. Aber wir wissen, was damit passiert ist.

Das Gehirn wird durch drei Arterien versorgt. An den Seiten sitzen die Halsschlagadern, die die linke und rechte Gehirnhälfte versorgen. Ein Schlaganfall in diesem Bereich führt normalerweise zu einer einseitigen Lähmung.«

Aber das ist bei mir nicht der Fall.

Er sah mich an. »Aber das ist bei Ihnen nicht der Fall, Rich«, sagte er. »Unglücklicherweise.«

Das klingt nicht gut.

Er hielt wieder inne, und mir war klar, dass er seine Worte sorgfältig wählte, bevor er weitersprach. Hatte er eben dem anderen Arzt einen Blick zugeworfen? Suchte er moralische Unterstützung? Das ließ nichts Gutes ahnen. Ich versuchte mir einzureden, ich hätte es mir nur eingebildet.

»In einigen seltenen Fällen, etwa zehn Prozent aller Schlaganfälle, setzt sich das Blutgerinnsel in der mittleren Arterie fest, der Arteria basilaris«, fuhr er schließlich fort. »Diese Arterie hat eine direkte Verbindung zum Stammhirn. Allerdings führt ein solches Blutgerinnsel nicht immer zu einem Schlaganfall. Die Basilaris hat zwei Nebenarterien, die in sie hinein münden. Ein Blutgerinnsel in einer dieser Nebenarterien führt zu einer Verlangsamung der Blutversorgung, aber der noch offene Kanal reicht normalerweise aus.«

Jetzt kam er allmählich auf den Punkt.

»Richard, leider hat das CT ergaben, dass eine dieser beiden Nebenarterien bei Ihnen verschlossen ist. Sie ist sozusagen eine Sackgasse. Und weil sich nun in der anderen, bisher offenen Nebenarterie ein Blutgerinnsel festgesetzt hat, kann das Blut nirgendwo hin.«

»Und warum hatte er bis jetzt nie Schwierigkeiten damit?«, fragte Lili so professionell wie immer.

»Warum hätte er Schwierigkeiten damit haben sollen? Eine erstaunlich große Zahl von Menschen lebt mit dieser Fehlbildung, ohne dass es jemals auffällt.«

»Und die Fehlbildung ist schon seit seiner Geburt da?«

»Höchstwahrscheinlich, ja. Sie ist jetzt nur wegen des Blutgerinnsels aufgefallen.«

Ich fühlte mich fast wie damals an der Highschool – als Schüler, nicht als Lehrer. Zum Glück verstand Lili alles, was der Arzt sagte.

»Kann man das operieren?«, fragte sie jetzt. »Die Arterie öffnen?«

Gute Idee, Mädchen! Sie ist immer noch im Krankenschwestermodus.

»Das ist leider schwierig.«

Das klingt nicht gut.

»Eine Verletzung der Hirnbasis führt fast immer zum Tod. Deshalb ist das Risiko zu groß für eine Operation.«

»Aber es muss doch irgendetwas geben, was man da tun kann«, sagte Lili. Jetzt klang ihre Stimme ganz anders, nicht mehr wie eine Krankenschwester, sondern nur noch wie meine Ehefrau. Das gefiel mir gar nicht.

Der Neurologe sah mich an.

»Es gibt ein Medikament, das helfen könnte«, sagte er. »Es heißt Activase, und mit seiner Hilfe kann man Blutgefäße praktisch zerschießen.«

Tatsächlich, so erklärte er weiter, löste dieses Medikament das Blutgerinnsel auf. Es musste spätestens drei Stunden nach dem Schlaganfall verabreicht werden, allerdings war es möglich, dass es das Blut zu sehr verdünnte.

Der Neurologe sah mir in die Augen. »Verstehen Sie mich, Richard?«, fragte er.

Ich nickte.

»Ja«, krächzte ich, und wir waren alle überrascht, dass wirklich etwas zu hören war. Ich hatte so lange nichts sagen können, woher kam die Fähigkeit jetzt?

»Und was meinen Sie, sollen wir es mit diesem Medikament versuchen?«

Ich versuchte, noch einmal Ja zu sagen, aber diesmal passierte gar nichts. Die Sprache war so schnell wieder verschwunden, wie sie gekommen war. Immerhin konnte ich nicken. Es war wahnsinnig anstrengend, aber ich konnte immerhin klarmachen, was ich wollte.

Der Neurologe machte sich sofort an die Arbeit. Die Zeit arbeitete gegen uns, sagte er. Es waren noch keine drei Stunden vergangen, aber es wurde höchste Zeit, dass wir etwas unternahmen.

Heißt das, ich werde sterben?

So klingt es jedenfalls. Nicht zu operieren, fast immer tödlich … Und weniger als zehn Prozent. Meine Art von Schlaganfall kommt also selten vor, und das ist auf keinen Fall ein gutes Zeichen.

Hat er was über die Folgen gesagt? Nein, hat er nicht. Warum nicht? Was verschweigt er uns?

Und was soll das mit den drei Stunden? Wie lange ist es her, seit ich zu Hause zusammengeklappt bin? Das CT hat eine Dreiviertelstunde gedauert, wie viele Minuten bleiben mir denn noch?

Wir laufen gegen die Uhr, ich kann sie fast ticken hören. Ich muss mich auf diesen Mann, diesen Neurologen – diesen Fremden – verlassen. Er kann mir das Leben retten. Er muss sich beeilen, ich kann gar nichts tun.

An dieses Gefühl werde ich mich wohl gewöhnen müssen. Ich bin hilflos.

Und das ist noch nicht alles. Ich habe solche Mühe beim Atmen, und jetzt füllt sich mein Mund wieder mit Speichel.

Ich kann nichts dagegen tun, ich habe vergessen, wie man schluckt.

Das muss ich dem Arzt sagen. Aber im Moment geht gar nichts, ich bringe keinen Ton heraus.

Der Neurologe war nicht der einzige, der sich beeilte. Noch im Rauslaufen sah mich der andere Arzt eindringlich an und rief dann eine Krankenschwester zu sich.

»Hören Sie sich mal die Atmung an«, sagte er. »Er hat Mühe mit den Sekreten.«

Was habe ich?

Die Krankenschwester nickte. »Er kriegt schlecht Luft«, sagte sie. »Vermutlich gibt jetzt auch das Zwerchfell auf.«

»Ja«, stimmte der Arzt ihr zu und sah mir in die Augen. »Wir werden wohl leider intubieren müssen.«

Ich wusste nicht, was das bedeutete. Lili schon, und ich sah die Sorge in ihrem Gesicht. Bei dem Medikament hatte man mich nach meiner Meinung gefragt, jetzt gab es offenbar nichts zu entscheiden.

Die Türen schwangen auf, und der Neurologe kam wieder hereingeeilt. Er ging sofort zu meinem Infusionsständer und ersetzte den Beutel, der dort hing, durch einen neuen.

»Das ist das Medikament, das das Blutgerinnsel auflöst, Richard«, sagte er. »Es braucht ein bisschen Zeit, aber es besteht Hoffnung, dass es wirkt.«

Ich wusste, dass das, was er sagte, wichtig war, aber ich hörte nur mit halbem Ohr zu. Meine unmittelbare Sorge galt der Frage, was Intubieren hieß.

Keine Ahnung, was er mit »Sekrete« meint. Das Zeug in meinem Mund? Meinen Speichel? Haben sie gemerkt, dass mir das Schlucken schwerfällt? Und wenn das so ist, warum sagen sie es nicht einfach?

Und dann die Sache mit dem Zwerchfell. Kann das sein?

Kann ein Schlaganfall dazu führen, dass die inneren Organe schlappmachen? Die linke oder rechte Seite, okay, die Arme, Beine, das Gesicht, okay, aber die inneren Organe? Und wenn mein Zwerchfell aufgibt, was könnte denn noch alles aufgeben? Wenn die Organe aufgeben, dann stirbt man, oder habe ich da was falsch verstanden?

Allmählich mache ich mir wirklich große Sorgen. Vielleicht ist ja alles, was ich über Schlaganfälle zu wissen glaubte, falsch. Vielleicht habe ich seit meiner Geburt mit einer Zeitbombe im Körper gelebt. Mit einer Art Schläfer, einem Terroristen, der nur auf die richtige Gelegenheit wartet, um zuzuschlagen.

Aber warum jetzt? Warum hat er ausgerechnet heute zugeschlagen? Habe ich was falsch gemacht?

Ich habe es gern logisch, Ursache und Wirkung und so weiter. Dinge passieren aus irgendeinem Grund. Aber hier gibt es keinen Grund, es ist reiner Zufall. Und das ist unfair. Ich benutze diesen Begriff nicht oft, aber in diesem Fall … es ist einfach unfair.

Es wird immer schwieriger. Die Flüssigkeit in meinem Mund wird immer mehr, ich versuche, mich aufs Schlucken zu konzentrieren, damit der Speichel meine Speiseröhre hinunterläuft, weg damit.

Aber es rührt sich nichts. Meine Zunge, meine Kehle, die Flüssigkeit in meinem Mund … nichts.

Ich versuche es mit Vernunft, versuche mir zu sagen, dass es sich nur um einen Löffel voll Speichel handeln kann. Einen Teelöffel. Aber je länger das Ganze dauert, desto größer fühlt sich die Menge an. Jetzt ist es schon ein Suppenlöffel. Ein Esslöffel.

Ich versuche verzweifelt, etwas dagegen zu unternehmen, aber nichts rührt sich. Kein Tropfen läuft mir die Kehle hinunter. Und je mehr ich es versuche, desto schlimmer wird es.

Plötzlich sehe ich mich in einem Raum, der langsam voll Wasser läuft. Von irgendwoher strömt das Wasser herein, und zwar schnell. Im Moment reicht es mir bis zur Taille, aber es steigt und steigt.

Ich versuche noch einmal zu schlucken. Nichts.

Das Wasser steht mir jetzt bis zur Brust. Ich bekomme Angst. Im Moment kann ich noch atmen, aber wie lange noch?

Jetzt geht es mir bis an die Schultern. Es hebt mich hoch, ich trete Wasser. Ich lege den Kopf zurück, um den Mund über Wasser zu halten. Ich schaue zur Decke, die immer näher kommt. Jetzt treibe ich auf dem Rücken dahin. Ich kann immer noch atmen, aber gleich ist es vorbei.

Jeden Moment kann es so weit sein, dass mein Gesicht die harte, weiße Zimmerdecke berührt. Dann ist es vorbei.

Ich sitze in der Falle, mit der Nase an der Zimmerdecke, und die Flüssigkeit, die ich ein Leben lang für selbstverständlich gehalten habe, füllt meinen Mund, meine Kehle, meine Nase.

Ich ertrinke. Mein eigener Körper bringt mich um.

»Schauen Sie ihm doch mal in die Augen!« Lili war ganz aufgeregt. »Was ist denn los?«

Ich hatte noch nie etwas Derartiges gefühlt. Hörte mein Gehirn jetzt auch auf zu arbeiten? Ich hätte schwören können, dass ich in einem Aquarium lag und an die Glasscheibe klopfte, weil ich raus wollte. Ich hatte keine Sauerstoffflasche, keinen Schnorchel. Nur einen Mund voll Luft, der gleich erschöpft sein würde.

Und je mehr ich an die Glasscheibe hämmerte, desto mehr spürte ich das Brennen in meinen Lungen. Ich wusste nicht, wie lange ich das noch aushalten konnte.

Lilis besorgtes Gesicht sagte mir, dass ich mir das alles nicht nur einbildete. Jedenfalls nicht alles. Ich hatte wirklich ein großes Problem.

Die hektischen Aktivitäten des Ärzteteams bestätigten meine schlimmsten Befürchtungen. Ich war viele Male im

Auge des Hurrikans gewesen, mir war vollkommen klar, wie ein Notfall aussah. Und der Neurologe wusste es auch. Ich sah, wie er einen Schritt zurücktrat, um die Krankenschwester und den anderen Arzt zu mir durchzulassen.

Ich hämmerte immer noch an die Glasscheibe des Aquariums, als der Arzt kam. Dann spürte ich, dass jemand meinen Arm hob und mit irgendetwas über meine Haut strich. Diesmal wusste ich, gleich würde mir jemand eine Spritze geben, also schaute ich zu Lili, um die Nadel nicht ansehen zu müssen. Meine Ohren konnte ich allerdings nicht abstellen, und so bekam ich noch mit, wie dringend jetzt alles wurde.

Dann wurde alles schwarz.

6
Spurensuche

»Ich kann es nur so beschreiben: Es sah aus wie in einem Film, wenn jemand ertrinkt. Genauso. Er hatte die Augen weit aufgerissen, sie quollen richtig heraus. Er konnte nichts sagen und sich nicht bewegen, aber mir war vollkommen klar, dass er panische Angst hatte. Angst, keine Luft mehr zu bekommen.«

Lili spricht mit irgendjemandem, aber außerhalb meines Blickfelds. Vielleicht telefoniert sie wieder. Ich würde ihr gern sagen, dass sie vollkommen recht hat. Ich hatte panische Angst. Und ich bekam wirklich keine Luft mehr.

Der Geschmack von Gummi.

Den konnte ich erkennen. Vielleicht schmeckte ich ihn nicht wirklich, denn woher hätte ich wissen sollen, wie Gummi schmeckt? Aber ich kannte den Geruch und das Gefühl. Kein Zweifel, irgendwo in meiner Nähe war Gummi.

Mein Schädel brummte. Aber warum?

Das Letzte, woran ich mich erinnern konnte …

Ich war ertrunken.

Die Erinnerung traf mich wie ein Blitz. Ich hatte keine Luft mehr bekommen, mein Mund hatte sich mit Speichel gefüllt, und ich konnte nicht schlucken. Meine Zunge war tonnenschwer gewesen, und ich konnte sie keinen Millimeter bewegen. Schon von der Erinnerung brach mir der kalte Angstschweiß wieder aus. Aber jetzt ertrank ich nicht, oder?

Nie zuvor hatte ich mich so sehr auf meine Kehle konzentriert. Wo war der Speichel?

Er war verschwunden. Aber jetzt war irgendetwas anderes da. Komisch, dass ich es so lange nicht bemerkt hatte. Es fühlte sich unangenehm an und war auf seine Art noch erschreckender als der Speichel.

Das war die erste von mehreren erschreckenden Erkenntnissen.

Mein Mund stand offen, weil das, was darin war, ziemlich groß war. Mein Kiefergelenk schmerzte, meine Kehle brannte.

Da ist was drin!

Das Gefühl des Ertrinkens, die Kurzatmigkeit und Panik, als meine Lungen um Sauerstoff kämpften, war noch ganz frisch in meiner Erinnerung, aber jetzt hatte ich eher das entgegengesetzte Problem. Überall um mich herum war Luft, sie schloss mich ein, bedrängte mich, drückte mir das Leben aus dem Leib.

Platzangst.

Es ist, als wäre ich lebendig begraben.

Mir fiel Uma Thurman in *Kill Bill* ein. Michael Madsen hatte sie in einen Sarg gesperrt und lebendig begraben. Gibt es eine schlimmere Art zu sterben? Mir fiel jedenfalls keine ein.

In diesem Augenblick war mir klar, dass ich sterben würde, und zwar hier und jetzt. Was denn sonst?

Aber irgendwie kriegte ich den Gedanken wieder in den Griff. Uma Thurman war entkommen, warum sollte mir das nicht gelingen? Ich musste mir was ausdenken.

Als Erstes stellte ich fest, dass ich mich gar nicht unter der Erde befand. Das Gefühl, lebendig begraben zu sein, musste von dem Ding in meinem Mund herrühren. Es war so eine Art Schlauch. Was sonst konnte an so vielen Stellen gleichzeitig wehtun? Ich spürte, wie es meine Zähne berührte, meinen Mund und meine Kehle. Woher kam dieses Ding? Wer hatte mir dieses Folterinstrument angelegt? Ein Krankenhaus ist dazu da, Menschen zu helfen, nicht dazu, ihnen wehzutun. Und dieses Ding tat höllisch weh. Meine

Kehle brannte wie Feuer, und ich musste bei jedem Atemzug würgen. Am liebsten hätte ich laut losgeschrien.

Aber ich konnte weder würgen noch schreien. Genauer gesagt, ich konnte gar nichts tun.

Das war die zweite Erkenntnis.

Ich spürte sehr deutlich das Inferno in meinem Mund und meiner Kehle, aber ich konnte nichts dagegen tun. Ich konnte meine Lippen nicht befeuchten, meine Zunge nicht bewegen, nicht einmal meinen Kopf bewegen, um nachzusehen, ob etwas aus meinem Mund heraushing. Mein Kopf war wie eingefroren.

Das ist ja furchterregend!

Ich fragte mich, was ich sonst alles nicht tun konnte, und mich überlief ein Schauder. Den spürte ich, aber selbst dabei bewegte sich mein Körper keinen Millimeter. Bildete ich mir das alles nur ein? Wie konnte das sein, dass ich so viel spürte und so wenig kontrollieren konnte?

Ich fühlte mich wie ein Ringer, der von seinem Gegner mit jedem Glied auf die Matte gedrückt wird.

Der Arzt hatte nach meinem Arm gegriffen und eine Injektion vorbereitet. Aber wie lange war das her? Was war danach passiert? Was hatten sie mir gegeben?

Vorsichtig öffnete ich die Augen.

Tatsächlich? Inzwischen war ich schon ein paar Minuten wach, und normalerweise wären meine Augen sofort aufgegangen, entweder instinktiv oder durch eine bewusste Entscheidung meinerseits. Doch dies war kein normaler Tag, und meine Augen waren geschlossen geblieben, während ich mir voller Panik vorgestellt hatte, ich wäre lebendig begraben. Jetzt gingen sie tatsächlich auf, aber ich wusste nicht, warum.

Habe ich das bewirkt oder machen sie das von selbst?

Das musste ich herausfinden. Ich musste feststellen, ob ich meine Lider noch aus eigener Kraft bewegen konnte.

Ich versuchte, die Augen wieder zu schließen, aber nichts passierte. Ich versuchte zu blinzeln. Nichts. Allmählich stieg die Panik wieder in mir hoch, aber die konnte ich kontrollieren, wenigstens teilweise. Ich sagte mir, es gäbe jetzt gar keinen Grund zum Blinzeln. Ich sollte froh sein, dass ich etwas sah. Immer noch besser, im Licht gefangen zu sein, als in der Dunkelheit.

Als die Panik nachließ, stellte ich fest, dass ich nach vorn schaute, nicht zur Decke. Mein Kopf war geneigt, vielleicht lag er ja auf einem Kopfkissen. Die Oberfläche hinter meinem Kopf fühlte sich weich an, aber nicht so richtig weich. Nicht wie die Kopfkissen, die Lili letztes Jahr gekauft hatte, mit Entendaunen und ägyptischer Baumwolle außen rum.

Dann stellte ich fest, dass nicht nur mein Kopf geneigt war. Das Bett selbst stand schräg, sodass mein Oberkörper höher lag als die Füße. Nicht viel höher, aber immerhin so, dass ich ins Zimmer schauen konnte. Dort gab es zwar nicht viel zu sehen, aber umso mehr zu verstehen. Ich betete darum, dass mein Gehirn noch in der Lage sein möge, zu verarbeiten, was die Augen sahen. Das Erste, was ich erkannte, war ein schwarzes Rechteck an der Wand gegenüber. Ein Fernseher, genau auf einer Höhe mit meinem Kopf. Er war eingeschaltet, aber ich konnte das Programm nicht erkennen. Der Ton war stumm geschaltet, das half mir also auch nicht weiter. Aber mich interessierte ohnehin mehr, was gleich unter dem Fernseher zu sehen war.

Ich hatte irgendwie immer gedacht, alle Füße wären gleich. Aber das Paar, das da am Ende meines Bettes herausschaute, diese zehn Zehen, die erkannte ich, das waren meine, kein Zweifel. Warum rührten sie sich nicht, wenn ich versuchte, sie zu bewegen?

Seltsamerweise verstörte mich das noch mehr als die Tatsache, dass ich die Augen nicht öffnen und schließen konnte, wie ich es wollte.

Nicht einmal mehr mit den Zehen wackeln kann ich.

Der Körper, zu dem die Füße gehörten, war in das Krankenhaushemd gekleidet, dass ich von meiner Aufnahme kannte. Wenigstens das hatte sich nicht geändert. Unter dem Hemd befanden sich vermutlich meine Beine, die Hüften, mein Bauch.

Ich beschloss, mir irgendein Körperteil herauszusuchen, und konzentrierte mich auf meine Knie. Zuerst auf das linke, dann auf das rechte. Ich konzentrierte mich stark, versuchte die Intensität hineinzulegen, die ich vom Hanteltraining im Fitnessstudio kannte. Ich stellte mir vor, wie ich das Gesicht verzog, wie beim Öffnen einer Glaskonserve. Ich stellte mir vor, wie mein Bein hochschnellte und das Hemd wegkickte, sodass ich nackt auf dem Bett lag.

Aber nichts passierte. Das Hemd bedeckte meine Blöße nach wie vor, und mein Knie hatte nicht einmal gezuckt.

Aber dann stellte ich fest, dass etwas anderes sich bewegte.

Ja! Weiter oben bewegte sich definitiv etwas, gerade außerhalb meines Gesichtsfeldes. Das Hemd bewegte sich mit meinem Brustkorb. Natürlich, ich atmete ja. Es ging rauf und runter, rauf und runter.

Der Anblick lenkte mich für eine Weile ab. Wie viele Atemzüge ein Mensch wohl in seinem Leben tat? Ich versuchte, es auszurechnen. Im Durchschnitt fünfzehn Atemzüge pro Minute, hatte ich mal im Erste-Hilfe-Kurs gelernt. Mal sechzig, um den Wert pro Stunde herauszufinden, mal vierundzwanzig für einen Tag, mal sieben für eine Woche, mal zweiundfünfzig …

Mit schwirrte der Kopf. Acht Millionen Atemzüge pro Jahr, jedenfalls so ungefähr. Und das jetzt mal sechzig …

Fast eine halbe Milliarde. Und ich hatte nie darüber nachgedacht. Bis heute.

Na, wenigstens das funktioniert, dachte ich, weil mir die

Krankenschwester wieder einfiel, die gesagt hatte, mein Zwerchfell würde aufgeben. Aber wenn es funktionierte, dann müsste ich doch in der Lage sein, es zu kontrollieren. Kinder halten die Luft an, Schwimmer, Stadtleute, die zum ersten Mal auf einen Bauernhof kommen. Ich hatte das alles schon erlebt. Es musste also gehen.

Konzentrier dich.

Nichts.

Es war vielleicht nicht die natürlichste Sache der Welt, einfach mit dem Atmen aufzuhören, aber ich wusste, wie das ging. Ich konzentrierte mich auf meinen Brustkorb, versuchte die Luft in den Lungen zu halten und weder ein- noch auszuatmen.

Aber mein Brustkorb machte einfach weiter, als gehörte er nicht mehr zu mir.

Was war da los? Während ich versuchte, mehr herauszufinden, wurden mir zum ersten Mal seit meinem Erwachen die Geräusche um mich herum bewusst. Das eine klang wie ein Blasebalg, mit dem man ein offenes Feuer anfacht. Als ich Sheriff in Nebraska gewesen war, hatte ich das manchmal gemacht. Seltsam, dass sie in einem Krankenhaus offene Feuer hatten. Ich hatte damit gerechnet, dass es hier eine Zentralheizung gab. Aber das Zischen war deutlich zu erkennen, der Blasebalg saugte Luft an und blies sie wieder aus.

Instinktiv versuchte ich meinen Kopf zu drehen, aber mein Hals reagierte genauso wenig wie alles andere.

In diesem Moment erkannte ich, dass ich auch meine Augen nicht in die Richtung des Geräuschs bewegen konnte.

Mir brummte ohnehin schon der Schädel von der langen und immer länger werdenden Liste körperlicher Funktionen, die ich immer für selbstverständlich gehalten hatte und die offenbar verloren gegangen waren. Aber die Erkenntnis, dass ich nur noch nach vorn starren konnte, war der größte Schock überhaupt. Meine Augäpfel fühlten sich an, als wären sie festgeleimt. Ich konnte sie nicht nach links und rechts bewegen.

Rauf und runter?

Dieselbe Geschichte, keine Bewegung, nicht einmal ein Zucken. Es war schon schlimm genug, dass ich die Lider nicht öffnen und schließen konnte, aber dass ich die Augen keinen Millimeter nach links oder rechts bewegen konnte, war wirklich erschreckend.

Ich werde für den Rest meines Lebens diesen Fernseher anstarren.

Ich weiß nicht, wie lange ich über diese Möglichkeit nachdachte. Angesichts meiner Gesamtsituation war dieser Punkt vollkommen nebensächlich, aber mich beschäftigte er sehr. Links, rechts, rauf, runter. Links, rechts, rauf, runter. Ich strengte mich mehr an, als ich es im Fitnessstudio jemals getan hatte, um irgendeine Reaktion hervorzurufen, aber es war, als wollte man ein Auto anlassen, ohne den Schlüssel ins Zündschloss zu stecken. Ich hatte einfach nicht die Mittel dazu. Schlimmer noch, ich hatte vergessen, wie es ging. Ich fand das Kommando in meinem Kopf nicht mehr, mit dem ich die Augen bewegen konnte. Ich hatte nicht einmal eine Ahnung, wo ich danach suchen sollte.

Ein grauenhafter Moment. Ich hatte sechzig Jahre in diesem Körper gelebt und nie auch nur einen Gedanken daran verschwendet, wie er funktionierte.

Und jetzt musste ich dafür bezahlen.

Wir haben alle schon den Satz gehört, dass das menschliche Gehirn der mächtigste Computer der Welt ist. Aber wie viele von uns haben darüber schon einmal wirklich nachgedacht? Ich jedenfalls nicht. Aber als ich jetzt in diesem Bett lag und nach vorn starrte, konnte ich an nichts anderes mehr denken.

Ich bin kein Computerexperte, aber ich weiß, dass Computer vollkommen logisch funktionieren. Sie reagieren auf eine vorhersehbare Weise auf bestimmte Befehle. Sie verarbeiten Informationen und bringen den Menschen von A nach B. Wenn mein Gehirn also ein so mächtiger Computer war, dann musste ich nur die richtigen Befehle geben.

Ich weiß nicht, wie lange ich da lag und genau das versuchte. Mir kam es vor wie Stunden, aber vielleicht waren es auch nur einige wenige Sekunden. Ich hatte kein Zeitgefühl mehr. Ich wusste auch nicht, wie lange ich ohne Bewusstsein gewesen war. Hatte der Arzt mir die Injektion vor einer halben Stunde oder vor einem Monat gegeben? Ich hatte keine Ahnung, aber es war mir ehrlich gesagt auch egal. Der Verlust des Zeitgefühls ist nichts im Vergleich zu dem Verlust der Kontrolle über die eigenen Augen.

Irgendwann gab ich auf. Die besten Neurologen der Welt haben gerade erst angefangen zu begreifen, wie man ein menschliches Gehirn neu startet, ich hatte also keine Chance.

Komischerweise wurde mir der Rest des Zimmers bewusst, sobald ich mich damit abfand, dass ich nur nach vorn starren konnte wie eine Schaufensterpuppe. Ich konnte nicht sehen, was das Zischen hervorrief, aber ich war fünfundzwanzig Jahre lang Polizist gewesen und hatte in dieser Zeit andere Fähigkeiten entwickelt. Ich hatte alle meine Sinne geschult.

Und jetzt bemerkte ich, dass das Geräusch regelmäßig wiederkehrte, und zwar im gleichen Rhythmus wie meine Atemzüge. Mein Brustkorb hob und senkte sich im selben Rhythmus, wie die Maschine seufzte und zischte. Als wären die beiden miteinander verbunden.

Aber das war doch nicht möglich! Das Geräusch kam aus der rechten Ecke des Zimmers; wenn meine Atmung damit irgendwie zusammenhing, hätte ich doch damit verbunden sein müssen. Und dazu brauchte es irgendeine Art von …

Schlauch.

Plötzlich war die Sache vollkommen klar. Mein Ermittlersinn und mein gesunder Menschenverstand hätten mir schon längst sagen können, was da vor sich ging. Andererseits, wie soll man darauf kommen, dass man durch eine Maschine atmet, die in der Zimmerecke steht? Das erwartet man nicht unbedingt, wenn man wach wird.

Während ich noch darüber nachdachte, wie ich etwas so Offensichtliches hatte übersehen können, kam mir die Vermutung, dass es noch einen anderen Grund gab: Ich hatte meine Intelligenz nicht eingebüßt, mein Gehirn arbeitete so gut wie früher, aber auf eine neue Art. Es hatte Geheimnisse vor mir. Nicht, um mich zu ärgern, sondern um mich zu beschützen.

Wie Jack Nicholson in dem Film *Eine Frage der Ehre* schon sagte: Wir können die Wahrheit nicht immer ertragen. Und das Gehirn weiß das. Es weiß, wie viel wir verarbeiten können, ohne auszurasten, und es sorgt dafür, dass alles, was darüber hinausgeht, nicht zu uns durchdringt. Ich hatte das Hunderte Male bei Einsätzen erlebt. Menschen mit den grausigsten Verletzungen können vollkommen ruhig und präzise berichten, was mit ihnen passiert ist, als hätten sie nur einen Kratzer. Das Gehirn schirmt uns von der Wahrheit ab, um uns im Augenblick der Krise bei Verstand zu halten. Es wickelt uns in eine Art Kokon aus seliger Unwissenheit ein, damit wir nicht zusammenbrechen.

Das ist die Logik, die neurologische Erklärung.

Und das, so nahm ich an, war der einzige Grund, weshalb ich noch nicht vollkommen wahnsinnig geworden war.

»Sie haben mich rausgeschickt, als sie ihn intubiert haben.«

Lili spricht wieder mit jemandem außerhalb meines Gesichtsfeldes. Vermutlich eine Freundin, sie klingt so offen und emotional, auf jeden Fall ist das nicht ihre »professionelle« Stimme.

»Plötzlich ging es los, und dann haben sie mich rausgebracht. Auf nette Weise, aber ... Na ja, sie müssen halt ihre Arbeit tun.«

»Du weißt doch, wie das ist«, sagt eine andere Stimme.

»Ja, natürlich, aber es ist trotzdem schlimm.«

Nach ein paar Sekunden sagt die andere Stimme. »Er ist hier in guten Händen, das weißt du doch.«

»Ja, klar, sie machen das toll. Als sie Rich aus der Notaufnahme hierher verlegt haben, mussten sie die künstliche Beatmung ausschalten, und die Krankenschwester hat ihn im Gehen mit dem Beutel weiter beatmet. Ich habe schon viel gesehen, Pat, aber das war echt unglaublich.«

Pat? Die kenne ich. Jetzt erkenne ich auch die Stimme. Sie arbeitet im Hospiz, wir haben uns ein paar Mal getroffen. Wie nett von ihr, dass sie den Weg durch die ganze Stadt gemacht hat, um Lili Gesellschaft zu leisten.

Oder ist alles ganz anders?

Sie kümmert sich um Sterbende, genau wie Lili.

Vielleicht bin ich ja gar nicht mehr im Krankenhaus, vielleicht liege ich längst im Hospiz.

Vielleicht liege ich längst im Sterben.

Ich wusste, dass es mir alles andere als gut ging. Ich konnte keinen einzigen Muskel bewegen. Ich wurde künstlich beatmet. Wenn man es recht besah, war ich nicht mehr als ein Stück Fleisch auf dem Hackklotz eines Metzgers, das man an eine elektrische Leitung angeschlossen hatte. Gab es irgendeinen Weg zurück?

Offenbar dachte jemand, dass es einen Weg gäbe. Warum sonst gaben sich die Ärzte so viel Mühe, mich am Leben zu erhalten? Es gibt doch einen Punkt, an dem selbst der engagierteste Mediziner sagt: »Jetzt ist es genug«, und die Maschinen abschaltet. Eine von Lilis Kolleginnen hatte mir mal erzählt, dass viele Langzeit-Krebspatienten erst dann sterben können, wenn man ihnen keine Nahrung und keine Flüssigkeit mehr zuführt. Und die Entscheidung darüber liegt nicht beim Patienten selbst, sondern bei anderen Menschen. Irgendwelche Menschen hatten nun also beschlossen, dass ich es wert war, gerettet zu werden – aber wie lange? Wenn ich wirklich im Hospiz lag, war es sicher nur noch eine Frage der Zeit …

Nein! Ich weigere mich, das anzunehmen. In diesem Zimmer ist zu viel los, ich bin nicht im Hospiz. Die Leute hier warten nicht einfach darauf, dass ich sterbe. Sie tun ihr Bestes, um mir das Leben zu retten.

Jedenfalls hoffte ich das.

In dem verzweifelten Versuch, festzustellen, dass ich noch nicht am Ende der medizinischen Möglichkeiten angekommen war, nahm ich all meine Energie zusammen, um meine Umgebung weiter zu erkunden. Aber das war ziemlich schwierig, wenn man die Augen nicht bewegen konnte. Beim Blick hing auf einem mittleren Abstand fest, etwa dort, wo der Fernseher war. Alles andere, alles, was näher oder seitlich von mir war, wurde unscharf. Brillenträger wissen, wie es sich anfühlt, wenn sie sich ohne ihre Gläser in einem Raum umschauen. Man kann Umrisse und Farben erkennen, den Rest muss man raten.

Rechts konnte ich meinen Arm erkennen. Das Bild war unscharf, und wie der Rest meines Körpers, so reagierte auch dieser Arm in keiner Weise auf meine Befehle. Aber ich nahm an, dass es meiner war, auch wenn es mir auf eine Weise lieber gewesen wäre, das sei nicht der Fall.

Bevor ich eingeschlafen war, hatte ich nur einen einzelnen intravenösen Zugang auf dem Handrücken gehabt. Jetzt waren überall Anschlüsse zu sehen, ich zählte vier, zwei mit Schlauch und zwei ohne. Offensichtlich gingen die

Ärzte davon aus, dass ich noch mehr Medikamente und Flüssigkeiten bekommen müsste.

Wenn ich mich auf meine Hand konzentrierte, konnte ich die Injektionsstelle spüren, an der der Tropf hing. Und ich hatte das Gefühl, wenn ich mich ganz besonders anstrengte, könnte ich vielleicht sogar spüren, was ich da bekam. Ein unheimliches, fremdes, geradezu schmerzhaftes Gefühl.

Wofür brauche ich diese vier Anschlüsse?

Und noch etwas konnte ich fühlen – und schmecken: Gummi. Ich erinnerte mich, dass das meine erste Wahrnehmung gleich nach dem Wachwerden gewesen war – wann auch immer. Dann waren aber so viele andere Gedanken, Ängste und Gefühle über mir zusammengeschlagen, dass ich es ausgeblendet hatte. Aber jetzt war es wieder da und ärgerte mich.

Zum ersten Mal spürte ich jetzt wirklich, wie sehr meine Kiefergelenke schmerzten. Ein ständiger Schmerz, wie wenn man zu viel gelacht hat, nur viel schlimmer. Echter Schmerz.

Ist was mit meinem Kopf?

Ich versuchte mich zu konzentrieren, rief alles zu Hilfe, was ich hatte. Was sagte ich meinen Schülern immer?

»Schaut euch die Spuren an.«

Und jetzt will ich die Wahrheit wissen, Gehirn. Keine Geheimnisse mehr.

Natürlich konnte ich den Mund nicht bewegen, um den Schmerz zu lindern. Meine Zunge war ebenfalls tot oder doch unbeweglich. Sie lag in meinem Mund, aber ich spürte sie noch. Ich konnte sie fühlen, und ich konnte *mit ihr* etwas fühlen.

Als ich mich vollkommen auf meine Zunge konzentrierte, spürte ich, dass der Schlauch seitlich in meinen Mund hineinragte. Ich konnte ihn auf den Lippen, an der

Seite der Zunge, am Gaumen und ganz hinten in der Kehle spüren. Aber vor meiner Zunge lag etwas anderes. Etwas Größeres.

Etwas aus Gummi.

Vermutlich hielt es mich irgendwie am Leben, aber ich fand einfach nicht heraus, auf welche Weise. Es machte kein Geräusch und vibrierte auch nicht. Ich fand auch keine Verbindungen zwischen ihm und der Maschine. Es machte eigentlich gar nichts, jedenfalls so weit ich erkennen konnte, abgesehen davon, dass es da saß, groß und eckig, gegen meine Zähne drückte und mir den Mund offen hielt, sodass ich vollkommen grotesk aussehen musste.

Ich dachte weiter nach.

Es roch wie ein Stück Gummi, es schmeckte wie Gummi und es fühlte sich auch so an. Alles gute Gründe für die Annahme, dass es sich um ein Stück Gummi handelte. Aber warum steckt ein Arzt seinem Patienten ein Stück Gummi in den Mund?

Ich hätte mir in den Hintern treten können – wenn meine Beine dazu in der Lage gewesen wären –, als ich endlich draufkam. Das Ding hielt meine Zähne auseinander. Ohne dieses Ding hätte ich den Schlauch zusammengedrückt, der mich am Leben hielt.

Ich war mächtig stolz, dass ich es herausgefunden hatte, gleichzeitig aber auch vollkommen deprimiert. Ein Schlaganfall war schlimm genug, das CT und die Maschinen ebenfalls. Aber war ich wirklich so krank, dass man damit rechnen musste, ich würde meinen Beatmungsschlauch durchbeißen? Oder meine Zunge? Offensichtlich war das so.

Das war ein neuer Tiefpunkt. Der Punkt, an dem ich begriff, wie hilflos ich tatsächlich geworden war.

Ich war nicht im Hospiz, aber mein altes Leben war offensichtlich zu Ende.

7
Tropf. Tropf. Tropf.

Abgesehen von der Bewegungslosigkeit ist meine Sehfähigkeit vollkommen intakt. Ich kann nicht bestimmen, wohin ich schaue oder wann meine Augen sich öffnen und schließen, aber wenn sie offen sind, sehe ich alles vor mir ganz deutlich.

Meine Ohren sind auch in Ordnung. Und ich kann fühlen. Und schmecken. Und ja, dieses Zimmer stinkt nach Putzmittel. Also, alle fünf Sinne an Bord.

Das ist doch schon mal ein gutes Zeichen.

Oder werden sie auch alle irgendwann nachlassen, einer nach dem anderen?

Ich frage mich, mit welchem Sinn es anfangen wird. Und welchen ich am meisten vermissen werde. Der Gummigeschmack ist nicht besonders angenehm, und der Klinik-Gestank macht mich ganz fertig. Ich könnte auch gut ohne die Schmerzen im ganzen Körper auskommen. Bleiben Sehen und Hören.

Wenn ich mich jetzt und hier entscheiden müsste, würde ich wohl das Sehen behalten wollen. Ich möchte die Gesichter der Menschen in meiner Umgebung sehen. Worte sagen nur, was die Sprecher sagen wollen, das habe ich als Polizist gelernt. Gesichter bringen uns der Wahrheit näher.

Nicht, dass mir diese Erkenntnis jetzt viel bringen würde, denn im Moment redet ohnehin niemand mit mir.

»Im Grunde genommen ist er nicht viel mehr als eine Art Gemüse.« Wie oft hatte ich diesen Satz gehört, wenn von schwerstverletzten Patienten die Rede war? Und wie lange würde es noch dauern, bis jemand etwas Derartiges über mich sagte?

Vielleicht hatten sie es ja auch schon gesagt. Ich wusste nicht, wie lange ich bewusstlos gewesen war.

Zum ersten Mal versuchte ich, den Rest des Zimmers zu erforschen. Kopf und Augen immer noch starr nach vorn gerichtet, konnte ich links von mir hinter den Maschinen und Schläuchen aus meiner Hand ein Fenster erkennen. Ich nahm die Formen und Farben wahr und versuchte, sie mit ähnlichen Eindrücken in meiner Erinnerung abzugleichen. Das Fenster war mit einer Jalousie versehen, stand aber offen. Ich konnte den blauen Himmel sehen und etwas, was wie die obersten Äste eines Baumes aussah, vermutlich lag ich also im zweiten oder dritten Stock. Der Himmel war eher dunkelblau, also war es vermutlich früher Abend. Also waren wohl so etwa zwölf Stunden seit meinem Schlaganfall vergangen. Aber das war natürlich nur geraten.

Tatsächlich wusste ich nicht einmal, ob es noch derselbe Tag war. Der dunkelblaue Himmel konnte auch den frühen Morgen des nächsten Tages anzeigen. Oder den Abend ein oder zwei Tage später. Oder eine Woche später. Einen Monat. Woher sollte ich das wissen? In meinem Gesichtsfeld befand sich keine Uhr. Ich starrte auf den Fernseher, aber er gab mir keine Hinweise.

Vielleicht war ich auch gar nicht mehr im Queen of the Valley. Dass ich in Lilis Hospiz war, hielt ich im Grunde genommen für ausgeschlossen, aber ich kannte im Queen ja nur die Zufahrt, die Notaufnahme und die Röntgenabteilung im Keller. Jetzt lag ich in einem kleineren Zimmer, und das konnte in jedem beliebigen Krankenhaus auf der Welt sein.

Trotzdem, vermutlich hatte man mich nur ein paar Stockwerke weiter nach oben untergebracht.

Auf jeden Fall war es eine Intensivstation. Das hielt ich für ein gutes Zeichen. Wieder gingen mir einige verschwommene Gedanken zum Thema Anatomie durch den Kopf. Ich war nicht hirntot, das war klar. Und nachdem das Gehirn alles andere kontrollierte, war es nur eine Frage der Zeit, bis der Rest auch wieder ansprang. Ich musste einfach abwarten.

Solange mein Kopf noch funktioniert, wird alles wieder gut.

Ich nahm die mühsame Erforschung des Zimmers wieder auf. Unter dem Fernseher stand ein kleiner Schrank mit einem Spiegel, der aber von mir weggerichtet war. Aus irgendeinem Grund ärgerte mich das fürchterlich.

Was soll ich mit einem Spiegel, in dem ich mich nicht sehen kann? Wer soll denn da reinschauen, wenn nicht ich?

Ich stellte mir vor, wie die Krankenschwestern in diesem Spiegel ihr Make-up und die Ärzte ihre Krawatte überprüften. Aber dann wurde mir klar, dass der Spiegel absichtlich von mir weg gerichtet war. Ich sollte mein Spiegelbild nicht sehen. Noch nicht. Nicht in diesem Zustand.

Wenn ich darüber nachdachte, musste ich zugeben, dass es besser so war. Selbst wenn ich hätte hingehen und ihn zu mir drehen können, wusste ich, ich hätte das nicht gewollt. Es war schlimm genug, die vier Anschlüsse auf meinem Handrücken und meinen Körper zu sehen, der stocksteif vor mir ausgestreckt lag. Da musste ich nicht auch noch meinen Mund sehen, der von einem Stück Gummi offen gehalten wurde. Oder den Schlauch, der in meinem Hals verschwand. Ich hatte in meinem Leben viele schlimme Dinge gesehen und Menschen in den unangenehmsten Situationen geholfen. Aber es war einfacher, wenn es jemand anderem passierte.

Ich hatte schon begriffen, dass mein Gehirn mich von den schlimmsten Aspekten meines Zustandes abschirmte. Und jetzt begriff ich, dass die Leute hier im Krankenhaus dasselbe für mich taten.

Und ich war ihnen dankbar dafür.

Ein Arzt spricht mit Lili, während er sich mir nähert. Er erklärt ihr irgendetwas zu dem Infusionsständer, an dem mehrere Beutel hängen. Ich vermute, einige sind als Reserve oder Nachschub gedacht. Vielleicht enthalten sie verschiedene Medikamentencocktails. Ich versuche, ihm zuzuhören, als er erklärt, was darin ist, aber ich verstehe nicht viel davon. Lili nickt. Sie hat ja seit Jahren ebenfalls mit diesem Dingen zu tun. Er sagt, sie geben mir Kochsalzlösung und Vitamine, außerdem Morphium und ein Beruhigungsmittel namens Propofol.

Später – Stunden, Minuten, ich habe jegliches Gefühl dafür verloren – erzählt sie Pat davon.

»Sie können die Medikamente über die Infusion regulieren«, sagt sie. »Wenn er sediert werden muss, erhöhen sie die Dosierung. Wenn sie ihn wach machen wollen, geben sie ihm weniger.«

»Und glauben sie, dass er aufwacht?«, fragt Pat.

»Sie wissen es nicht. Sie wissen lediglich, in achtundvierzig Stunden wird klar sein, ob das Medikament zur Auflösung des Blutgerinnsels gewirkt hat.«

»Ich bin sicher, er kommt wieder auf die Beine.«

»Er muss, Pat. Er muss einfach wieder gesund werden.«

Ich sollte mir Sorgen machen über das, was ich da höre, aber es gelingt mir nicht. Vielleicht, weil ich etwas weiß, was Lili und den Ärzten nicht klar ist.

Ich bin schon wach.

Wie lange hatte ich die Augen offen gehalten? Es fühlte sich an, als wären es ein paar Stunden gewesen, aber wahrscheinlich waren es nur einige Minuten, denn ich nahm immer noch die Dinge direkt vor mir wahr.

Rechts von mir, gegenüber vom Fenster, konnte ich verschwommen die Form der Tür ausmachen. Ich versuchte, sie genauer in den Blick zu nehmen, aber meine Augenmuskulatur reagierte nicht. Wenn die Tür offen gewesen wäre, hätte ich etwas von dem sehen können, was dahinter war, und auf diese Weise genauer bestimmen können, wo ich mich befand. Ich stellte mir vor, wie ich durch die Tür ging. Wann würde das sein? Morgen? Nächste Woche? In einem Monat vielleicht? Ich hatte keine Vorstellung. Ich wusste nicht, wie lange ein Schlaganfall normalerweise dauerte. Ich wusste nur, dass ich einen gehabt hatte.

Und noch etwas wusste ich: Ich musste pinkeln.

Das vertraute Gefühl war auf einmal da. Gerade hatte ich mich noch vollkommen darauf konzentriert, meine Umgebung zu erkunden, und jetzt konnte ich an nichts anderes mehr denken als an meine Blase.

Wann hatte ich zuletzt etwas getrunken? Meine übliche Tasse Kaffee am Morgen, sonst nichts – einmal angenommen, dass wir immer noch denselben Tag hatten.

Nein, Moment mal!

Ich hatte gar nichts getrunken, bevor ich zum Duschen gegangen war. Lili hatte mir eine Tasse angeboten, aber ich hatte dankend abgelehnt. Schon daran hätten wir eigentlich beide merken müssen, dass etwas im Busch war. Wann hatte ich das letzte Mal Nein zu einer Tasse Kaffee gesagt?

Aber warum musste ich dann jetzt pinkeln? Es kann doch nur raus, was drinnen ist, und ich hatte seit mindestens zwölf Stunden keinen Tropfen Flüssigkeit mehr zu mir genommen.

Hatte ich mir jetzt zusätzlich zu allem anderen auch noch ein Prostataproblem eingefangen?

Während ich noch darüber nachdachte, sah ich meine Hand an, vor allem den einen Schlauch, der an meinem Handrücken angeschlossen war.

Natürlich, der Tropf!

Ich hatte nichts getrunken, aber trotzdem hatte ich seit meiner Ankunft im Krankenhaus jede Menge Flüssigkeit bekommen. Und was drin ist, muss irgendwann raus.

Aber wie soll ich denn hier pinkeln? Ich kann ja nicht einfach ins Badezimmer spazieren.

Allmählich wurde es wirklich dringend. Ich versuchte es aufzuhalten, aber keine Chance, ich war wie eine offene Tür. Mit meiner Blase verhielt es sich wie mit meinem gesamten Körper – ich konnte sie fühlen, hatte aber keine Kontrolle über sie. Wenn doch bloß jemand ins Zimmer käme und mich ins Bad fahren würde. Wenn sie sich ein bisschen beeilten, wäre es noch zu schaffen. Aber es kam niemand.

Au weia, das gibt jetzt eine Pfütze.

Länger konnte ich es nicht mehr aushalten. Ich spürte den warmen Strom und wartete auf die unvermeidliche Nässe, die sich über mein Hemd und das Bett verteilen würde. Mein Schritt befand sich genau am unteren Ende meines Gesichtsfeldes, ich würde mir die Peinlichkeit also auch noch anschauen müssen.

Aber ich wartete eine Weile, und nichts passierte. Ich konnte deutlich spüren, wie der Urinstrahl versiegte, dann vergingen ein paar Sekunden, ein paar Minuten – aber das Bett wurde nicht nass. Meine Beine blieben trocken, soweit ich das beurteilen konnte, und das Gleiche galt für das Bettzeug. Das Hemd hatte sich auch nicht verändert.

Vielleicht hatte ich ja gar nicht gepinkelt.

Ich betrachtete noch einmal sämtliche Beweismittel. Ich war sicher, dass ich es mir nicht nur eingebildet hatte, schließlich wusste ich doch, wie es sich anfühlt, wenn man pinkelt. Mein Leben lang hatte ich es einige Male am Tag getan, und diesmal hatte es sich genauso angefühlt wie sonst.

Oder? Nachdem jetzt nichts mehr kam, bemerkte ich, dass da noch etwas war. Mein Penis tat weh. Warum war mir das vorher nicht aufgefallen? Vermutlich, weil ich noch nicht hatte pinkeln müssen. Oder vielleicht war ich auch zu konzentriert auf den Rest meines Körpers gewesen, als dass es mir aufgefallen wäre. Nun, jetzt spürte ich es jedenfalls.

Immer noch kein Fleck auf dem Hemd. Als hätte sich der Urin in Luft aufgelöst oder wäre irgendwo anders hin transportiert worden. Aber wie konnte das sein?

Dann begriff ich.

Ein Katheter.

Sie hatte mir einen Katheter gelegt. Ja, das war die einzige vernünftige Erklärung. Wahrscheinlich hatten sie das getan, nachdem sie mir den Schlauch in den Hals gesteckt hatten.

Mir wurde übel. Ein Schlauch in meinem Penis! Raus damit! Ich wusste, dass ich die Arme nicht bewegen konnte, aber das hinderte mich nicht daran, es zu versuchen. Jede Sekunde konnte ich das Plastikteil klarer fühlen. Es schnitt und brannte und verletzte mich in einer Weise, die kein Mann jemals erleiden sollte.

Jedenfalls kam es mir zu diesem Zeitpunkt so vor. Tatsächlich handelte es sich nur um ein leichtes Ziehen, aber schon der bloße Gedanke an den Katheter machte mich krank. Und wenn man nur noch seine Gedanken hat, dann werden sie ungeheuer wichtig.

Eine Sekunde später spürte ich allerdings, dass ich viel größere Probleme hatte. Mein Mund und meine Kehle füllten sich wieder mit Speichel. Nicht viel, aber genug, um mich sofort wieder in Panik zu versetzen. Ich war sicher, dass ich bald wieder in meinem eigenen Speichel ertrinken würde.

Was haben die denn vorhin gemacht, als ich weg war? Ich dachte, das hätten sie jetzt in den Griff gekriegt. Wofür ist denn dieser Schlauch da, wenn sich immer noch Flüssigkeit in meinem Mund ansammelt?

Alles andere wurde unwichtig. Alle anderen Themen – dass ich meine Augen, meine Arme und Beine nicht bewegen konnte, der schreckliche Katheter – wurden erträglich.

Aber das Gefühl des Ertrinkens, das ich gespürt hatte, bevor ich bewusstlos geworden war, das war wirklich schrecklich. Damit kam ich nicht klar, das konnte ich mit Gedanken nicht in den Griff bekommen.

Und jetzt ging es wieder los.

Wie viel Zeit bleibt mir?

Sekunden? Minuten? Stunden? Ich wusste es nicht. Aber ich wusste, wenn mir niemand half, konnte die steigende Flüssigkeit mich umbringen.

Ich hätte mich noch länger darüber aufgeregt, wenn mich ein Geräusch aus der Zimmerecke nicht abgelenkt hätte. Vielleicht war das ja die Hilfe, die ich brauchte. Am Rand meines Gesichtsfeldes sah ich, wie die Tür aufging und eine vertraute Gestalt das Zimmer betrat. Meine Frau hätte ich immer erkannt.

Und jetzt schossen mir drei Gedanken durch den Kopf.

Ich wusste, sie würde mich hier nicht allein lassen.

Mit Hollywood-Geigen und jeder Menge Trockeneisnebel hätte sie ihren Auftritt nicht besser machen können.

Ich freue mich so auf ihr Gesicht, wenn sie sieht, dass es mir gut geht.

Ich konnte natürlich nicht sprechen, aber ich war doch einige Zeit bewusstlos gewesen. Sie würde also begeistert sein, wenn sie sah, dass ich wach war. Sie würde sehen, dass ich auf dem Weg der Besserung war, und das würde ihr hoffentlich einen Teil ihrer Sorgen abnehmen.

Mit ein paar Schritten war sie bei mir. Ich hätte heulen können, als sie mir in die Augen sah.

»Ich bin wach!«, versuchte ich zu rufen. »Es geht mir gut!«

Ich wusste, dass ich keinen Ton hervorbrachte, aber meine Augen, mein Gesicht, meine Seele brüllten die Botschaft förmlich heraus.

Sie starrte mich ein paar Sekunden an, dann drehte sie sich zu jemandem um, der hinter ihr stand.

»Keine Veränderung«, sagte sie.

Die zweite Person war Pat, Lilis Kollegin aus dem Hospiz. Sie standen am Fußende meines Bettes, sahen mich an und schauten sich dann in die Augen.

»Es tut mir so leid, Lili«, sagte Pat.

»Na, und mir erst, Pat.«

»Aber Richard ist ein Kämpfer. Er ist stark. Sie holen ihn da wieder raus.«

»Das hoffe ich, Pat, wirklich.«

Sie klang, als wäre sie sich nicht sicher. Und sie sah aus, als wäre sie den Tränen nahe. Ich verstand gar nicht, was sie hatte. Ich war hellwach, hörte jedes Wort und sah jede Regung auf ihrem Gesicht. Konnte sie das denn nicht erkennen? Und Pat? Schließlich waren die beiden doch Profis, sie mussten doch wissen, wenn jemand Kontakt mit ihnen aufnehmen wollte. Oder nicht?

Oder stand es wirklich so schlecht um mich?

Ich sah, wie sie ihr Gespräch fortsetzten, und ich hörte jedes Wort, nahm aber nicht mehr viel wahr. Je länger sie da standen und miteinander redeten, desto deprimierter wurde ich.

Meine Frau konnte mich nicht nur nicht hören, sie begriff nicht einmal, dass ich wach war.

Das brachte mich zurück zu meiner größten Sorge, bevor die Tür aufgegangen war. Wer würde verhindern, dass ich ertrank? Ich versuchte, die Furcht aus meinem Kopf zu verbannen und Lili wieder zuzuhören. Ich brauchte Informationen. Ich wollte wissen, wann ich wieder gesund würde. Wann das Medikament endlich Wirkung zeigte. Und warum dieser Schlauch in meinem Mund nicht richtig funktionierte.

Aber das Gespräch zwischen Lili und Pat warf kein Licht

auf diese Fragen. Ich war allein auf mich gestellt, wenn ich irgendetwas herausfinden wollte.

Etwa zwei Sekunden später fand ich ziemlich viel heraus. Jedenfalls fand ich heraus, was mit dem Schlauch los war. Der Arzt hatte gemerkt, dass ich Probleme mit dem Atmen hatte, deshalb hatte er mich an das Beatmungsgerät angeschlossen, das am anderen Ende des Zimmers vor sich hin stöhnte. Dieses Teil funktionierte gut. Aber der Schlauch hatte nichts mit dem Speichel in meiner Kehle zu tun. Die Sache mit dem Atmen und die Sache mit dem Schlucken hatten nichts miteinander zu tun.

Wussten die Krankenhausleute überhaupt, dass ich ein Problem hatte?

Tropf. Tropf. Tropf.

Ich konnte mir vorstellen wie der Wasserspiegel in meiner Kehle stieg.

Tropf. Tropf. Tropf.

Ich versuchte noch einmal, Kontakt mit Lili aufzunehmen, sie um Hilfe zu bitten, aber sie sah und hörte nichts. In meiner Verzweiflung konzentrierte ich mich auf Pat, aber leider mit demselben Ergebnis. Sie sahen mich an, aber es war, als wäre ich gar nicht richtig da.

Wollen die beiden da stehen und zusehen, wie ich ertrinke?

Ich hatte keine Ahnung, wie lange sie da am Fußende meines Bettes standen. Aber nach einer Weile drehte sich Pat zu Lili um und sagte, sie müsse wieder zu ihrer Schicht.

»Ich komme in der nächsten Pause wieder«, versprach sie.

»Ich weiß gar nicht, was ich ohne dich tun würde«, sagte Lili, und ich spürte, dass sie es ehrlich meinte.

Pat wurde unscharf, als sie das Zimmer verließ, aber als ich meine Gedanken wieder Lili zuwandte, sah ich, dass die Tür nicht ganz zu war. Jemand öffnete sie gerade wieder.

Mein Herz tat einen Sprung, als ich sah, dass es nicht bloß Pat war, die irgendetwas vergessen hatte.

Eine Krankenschwester! Endlich kommt jemand und hilft mir. Jetzt wird mir dann ja wohl endlich auch jemand sagen, was zum Teufel eigentlich mit meinem Körper los ist.

Sie begrüßte Lili freundlich, die beiden kannten sich offenbar. Vielleicht konnte ich daraus ableiten, wie lange ich schon in diesem Bett lag.

»Irgendeine Veränderung?«, fragte die Schwester.

»Nein«, erwiderte Lili.

Ha, wenn du wüsstest …

Ich war ziemlich sicher, dass ich die Schwester noch nicht hier gesehen hatte. Aber als sie rechts an mein Bett trat, konnte ich das Namensschild an ihrer Uniform erkennen. Ich war also tatsächlich auf der Intensivstation des Queen of the Valley, sie hatten mich nicht in ein anderes Krankenhaus verlegt. Aber es ging mir offenbar sehr schlecht. Kritischer Zustand, wie man so sagt.

»Tut mir leid, dass es so lange gedauert hat«, sagte die Krankenschwester. »Wie haben einfach nicht genug Betten.«

»Dafür können Sie ja nichts«, antwortete Lili.

»Ich weiß, aber es ist einfach nicht in Ordnung, dass ein Mann wie Rich drei Stunden warten muss.«

Lili nickte; sie verstand.

Und zum ersten Mal, seit ich aufgewacht war, verstand ich auch etwas. Endlich bekam ich ein paar Informationen. Ich war nicht nur immer noch im Queen, es war offenbar erst ein paar Stunden her, seit ich den Schlaganfall gehabt hatte. Ich hatte auf ein Zimmer auf der Intensivstation warten müssen, aber jetzt war ich dort, und es war Nachmittag. Wartezeiten wie diese waren inzwischen leider an der Tagesordnung, hatten Lili und ihre Kolleginnen erzählt. Die Krankenhäuser hatten einfach nicht genug Mittel. Ich hatte von Patienten gehört, die auf Transporttragen auf dem Korridor, in Durchgängen und Wartezimmern gelegen hatten.

So etwas hätte Lili niemals zugelassen, aber ich fragte mich schon, wo ich eigentlich während der letzten drei Stunden gewesen war.

Die Krankenschwester betrachtete mich von Kopf bis Fuß und untersuchte dann die Schläuche, die an meiner Hand angeschlossen waren. Dann verschwand sie aus meinem Blickfeld, vermutlich überprüfte sie das Beatmungsgerät. Als sie wieder in mein Blickfeld kam, holte sie aus ihrem Wägelchen einen neuen Beutel Kochsalzlösung. Rasch schloss sie ihn an einen der freien Zugänge auf meinem Handrücken an, der ganze Vorgang dauerte kaum zehn Sekunden. Vielleicht wusste sie, dass Lili eine Kollegin war, und wollte ihre Fähigkeiten demonstrieren. Auf jeden Fall sah jede ihrer Bewegungen aus wie aus dem Lehrbuch.

Als sie fertig war, drehte sie sich um und wollte das Zimmer verlassen.

»Was ist mit meinem Speichel?«, versuchte ich zu rufen.

Sie blieb mitten in der Bewegung stehen.

Hat sie mich gehört?

Dann kam sie zurück und holte etwas von meiner rechten Seite, bevor sie sich über mich beugte und mir wie ein Zahnarzt in den Mund schaute.

»Ah, da hinten staut sich ein bisschen Speichel, Rich«, sagte sie. »Das machen wir weg, dann geht es Ihnen besser.«

Ich wusste nicht, was mich glücklicher machte – zu hören, dass sie mich vor dem Ertrinken retten würde, oder die bloße Tatsache, dass sie mit mir sprach, als könnte ich sie verstehen. Was ja den Tatsachen entsprach, auch wenn die Leute um mich herum es nicht kapierten.

Sie holte einen kleinen, bleistiftdicken Schlauch mit einer Leitung am anderen Ende und schob ihn mir in den Mund. Das Geräusch kannte ich vom Zahnarzt: eine Saugpumpe.

Ja!

Es war mir gleichgültig, dass sie gegen den Beatmungsschlauch stoßen musste, um an den Speichel unter meiner Zunge heranzukommen. Es kümmerte mich auch nicht, dass sich der Beatmungsschlauch anfühlte, als würde jemand mit spitzen Fingernägeln durch meine Luftröhre fahren. Mir war alles egal, abgesehen von der Tatsache, dass diese wunderbare Frau mir das Leben rettete. Es sah so aus, als würde ich an diesem Tag doch noch nicht sterben.

Leider dachten einige Leute, ich wäre schon tot.

8
Du darfst gehen

Jemand kommt ins Zimmer. Lili und die Krankenschwester drehen sich zur Tür. Der Neuankömmling trägt einen langen weißen Kittel: ein Arzt. Keiner von den Jungs, die ich vorhin unten kennengelernt habe. Er greift nach meinem Krankenblatt, das am Fußende des Bettes hängt, und sagt etwas zu der Krankenschwester. Sie geht noch mal zum Infusionsständer, aber ich kann nicht erkennen, was sie da macht.

Minuten später sehe ich gar nichts mehr. Was auch immer sie da gemacht hat, versetzt mich wieder in Schlaf. Ich versuche der Müdigkeit zu widerstehen, aber sie ist stärker als ich.

Hatte ich die Augen schon offen gehabt, bevor ich wach geworden war? Ich wusste, dass Haie mit offenen Augen schlafen konnten, aber Menschen? Vielleicht lag das an den Drogen, die durch meinen Körper strömten.

Das Fernsehprogramm hatte sich verändert, es war offenbar einige Zeit vergangen. Außerdem war es draußen jetzt dunkler. War es Abend? Nacht? Der nächste Morgen? Wenn Lili da gewesen wäre, hätte ich es an ihrer Kleidung erkennen können. Wenn Sie etwas anderes angehabt hätte, wäre ich sicher gewesen, dass es ein neuer Tag war. Aber sie war nicht da. Ich war allein.

Wo war Lili? War sie nach Hause gegangen, ohne sich zu verabschieden? War sie in die Cafeteria gegangen, um sich etwas zu essen zu holen? Im Krankenwagen war ich fast wahnsinnig geworden vor Sorge, weil sie nicht bei mir war, aber jetzt ging es mir gut. Ich wusste, wenn sie gegangen war, hatte sie Gründe dafür. Ich blieb ganz entspannt bei dem Gedanken. Tatsächlich blieb ich überhaupt ganz entspannt.

Hatte sich irgendetwas verändert? Abgesehen von der neuen Infusion war alles beim Alten. Vielleicht hatten sie mir irgendwelche neuen Medikamente gegeben, die meine Stimmung veränderten. Morphium war ein Schmerzmittel. Und Propofol war ein Beruhigungsmittel. Sie versuchten offenbar, mir Schmerzen zu ersparen. Aber hatten diese Mittel auch Auswirkungen auf meinen geistigen oder seelischen Zustand? Keine Ahnung.

Jedenfalls hatte ich keine Angst. Der Gummipfropfen zwischen meinen Zähnen machte mir keine Angst mehr, ebenso wenig wie die Schläuche in meinem Penis und meiner Luftröhre oder die Tatsache, dass ich die Augen nicht schließen konnte. Seit ich das erste Mal in diesem Zimmer aufgewacht war, hatte ich Klaustrophobie, Depression, blanken Schrecken, Panik und heulendes Elend erlebt, aber jetzt empfand ich eher so etwas wie Frieden. Warum? Nichts war besser als vorher. Ich war nicht etwa auf wundersame Weise geheilt, nicht einmal ein kleines Stück weit. Aber vorhin war ich noch sicher gewesen, dass ich sterben würde, und dieses Gefühl war jetzt verschwunden. Irgendwie war mir meine fürchterliche Lage eher gleichgültig. Vor allem aber hatte ich mich an die Vorstellung gewöhnt, dass ich nichts daran machen konnte.

Wobei das so nicht stimmte. Etwas konnte ich tun: Ich konnte überleben. Ich konnte meinen Körper Zeit geben, wieder gesund zu werden, und irgendwann würde ich aus diesem Bett herauskommen und wieder auf meinen eigenen Füßen stehen.

Keine Gedanken mehr ans Sterben, beschloss ich. Ich musste positiv denken.

Da ist was an meiner Wade. Vielleicht eine Fliege oder ein Käfer. Vielleicht ist auch eine kleine Spinne unter mein Hemd gekrabbelt. Ich spüre jeden Schritt. Ich spüre nichts anderes mehr.

Es ist wie vorhin, als ich pinkeln musste: ein Gefühl, dass alles andere übertönt. Mein gesamtes Gehirn richtet sich auf das winzige Gekrabbel an meinem Bein, auf das Gefühl, wie sich die Härchen wieder aufrichten. Wenn ich mich ganz stark konzentriere, kann ich bestimmt auch spüren, wie viele Beine das Tier hat, das da krabbelt. Sechs oder acht? Fliege oder Spinne? Gleich hab ich's.

Nein, ich kann die Schritte nicht zählen, ich spüre nur, dass sie federleicht sind. Und dass sie kitzeln.

Nein! Hör auf! Was auch immer du bist, flieg weg!

Es fühlt sich an, als würde jemand mit einer Feder über meine Haut fahren.

Geh weg, verdammt, Fliege!

Ich versuche auszuatmen, um sie wegzublasen. Geht nicht. Ich versuche, mit dem Bein zu zucken, um sie abzuschütteln. Geht auch nicht.

Nichts ist schlimmer, als wenn es irgendwo juckt und man kann sich nicht kratzen. Wer schon mal einen Gipsverband am Arm oder Bein gehabt hat, weiß, was ich meine. Es ist zum Verrücktwerden. Man würde am liebsten den Gips zerbrechen, um an die Stelle zu kommen, auch wenn das bedeutet, dass die Knochen nicht zusammenwachsen. Ich habe gar keine gebrochenen Knochen, nur nutzlose Gliedmaßen.

Lili steht wieder am Fußende. Sie hat immer noch dasselbe an, es muss also derselbe Tag sein. Oder hat sie hier übernachtet? Ist ja auch egal. Sie soll mir bitte – bitte! – die Fliege verscheuchen. Aber sie rührt sich nicht.

Es ist fast so schlimm wie die Sache mit dem Speichel.

Hat sie überhaupt was gemerkt? Aber wie sollte sie? Woher soll sie wissen, dass ich hier zu Tode gekitzelt werde und nichts dagegen tun kann?

Ich muss wohl wieder eingeschlafen sein, denn als ich aufwachte, war gerade mindestens ein Arzt mit meinen Drähten, Schläuchen und Maschinen beschäftigt. Lili rührte sich nicht, ließ sie machen. Die Ärzte studierten meine Krankenakte und verglichen die Aufzeichnungen mit den Werten, die an den Maschinen abzulesen waren. Dann sprachen sie leise mit der Krankenschwester. Warum sollte ich nicht hören, was sie sagten?

Dann wurde mir klar, dass sie nicht meine Gefühle schonen wollten, sondern Lilis.

Sie wissen immer noch nicht, dass ich sie hören kann.

Früher hätte mich das in Panik versetzt, inzwischen sah ich es gelassener. Vielleicht war das die Wirkung der Medikamente, vielleicht war ich einfach nur entschlossen, ruhig zu bleiben. Ich dachte ans Gitarrespielen, an meinen Garten, die Harley, an Lesen bis spät in der Nacht, an Fahrten mit dem Streifenwagen und mein Training im Fitnessstudio. Alles Dinge, die ich liebte. Und alles Dinge, die ich allein tat und getan hatte. Ich hätte mühelos einen halben Tag verbringen können, ohne mit einem anderen Menschen zu sprechen, vielleicht auch länger, vor allem damals, als ich in Nebraska mit meinem Ford Crown Victoria durch die Gegend getourt war.

Es machte mir also nichts aus, mit niemandem zu sprechen. Ich hätte mir nur gewünscht, dass Lili glücklicher aussähe.

Wenn man sich im Auge des Sturms befindet, sieht man zu, dass man irgendwie überlebt, und das tat ich gerade. Die arme Lili jedoch war weiter draußen, sie war hilflos und musste auf etwas reagieren, was sie nicht verstand. So gesehen ging es mir besser als ihr. Wie gern hätte ich etwas getan, um ihr Mut zu machen.

Jetzt kam sie an die Seite des Bettes. Etwas scharrte über den Boden, sie hatte wohl einen Stuhl da. Körperlich war sie mir näher, aber es kam mir trotzdem so vor, als wäre sie weiter weg. Ich konnte sie atmen hören und ihr Parfüm riechen, aber sie war jetzt eher eine Wolke am äußersten Rand meines Gesichtsfeldes. Ich hätte sie gern deutlicher gesehen, aber es tat mir weh, wenn ich versuchte, den Blick scharf zu stellen, also gab ich auf und entspannte meinen Geist. Sie war da, und das war ein Trost für mich.

Wem mache ich da eigentlich etwas vor?

Es war eine einzige Quälerei, sie in meiner Nähe zu wissen und sie nicht im Arm halten zu können. Ihr nicht sagen zu können, dass alles wieder gut würde. Mehr als alles in der Welt wollte ich sie umarmen und nie wieder loslassen.

Sie muss wohl meine Gedanken gelesen haben, denn ich spürte, wie sie meine Hand nahm. Es war wie ein elektrischer Schlag. Plötzlich konzentrierte sich meine gesamte Wahrnehmung in dieser Hand. Ich konnte jeden Millimeter ihrer Handfläche und ihrer Finger spüren. Als sie meine Hand drückte, war ich sicher, dass ich alles schaffen könnte.

Die Krankenschwester summt ein Liedchen, als sie hereinkommt. Normalerweise singt sie, aber ich kenne den Text nicht.

Sie kommt zu mir herüber, und ich spüre, wie sie bei den Maschinen stehen bleibt. Ich höre das Kratzen des Stifts auf dem Papier, als sie die Formulare ausfüllt. Dann fährt sie mir mit der Hand über die Augenbraue, murmelt etwas und verscheucht die Fliege. Sie scheucht sie sogar zum Fenster hinaus.

Ich liebe Sie, Schwester. Vielen, vielen Dank.

Allmählich gewöhnte ich mich ans Aufwachen. Am Anfang fühlte es sich jedes Mal an wie ein neuer Tag. Ich fragte mich jedes Mal, wo ich war, dann erinnerte ich mich plötzlich und durchlebte das Trauma von Neuem. Alles im Bruchteil einer Sekunde. Als Nächstes begriff ich dann, dass ich vermutlich nur eine Stunde geschlafen hatte. Die Farbe des Himmels und das Aussehen der Leute in meinem Zimmer waren wichtige Indizien.

Meine Augen waren immer schon offen, wenn ich wach wurde. Ich fragte mich, ob ich sie unbewusst öffnete, unmittelbar bevor ich erwachte. Ich würde es nur herausfinden, wenn ich versuchte, sie wieder zu schließen. Ich ignorierte den Gummiblock zwischen meinen Zähnen, die Anschlüsse auf meinem Handrücken und den Schlauch in meiner Luftröhre und lenkte alle Energie in meine Lider. Schließen! Sie rührten sich nicht. Ich versuchte es weiter, zählte die mechanischen Atemzüge. Bei zehn gab ich auf.

Na, wenigstens sind sie offen und nicht zu.

Ein kleiner Vorteil, aber immerhin.

Als Nächstes checkte ich meine linke Hand. Ich erinnerte mich, wie Lili sie festgehalten hatte, und schon diese Erinnerung ließ mich innerlich lächeln. Jetzt konnte ich sie allerdings nicht fühlen, und ich sah auch, dass die Hand leer war. Vielleicht tat Lili auf die Dauer der Rücken weh, wenn sie sich immer so strecken musste.

Ich versuchte, den Schatten an meiner linken Seite zu erkennen, aber er war verschwunden. Ich lauschte nach Lilis Atem, dem scharrenden Geräusch ihres Stuhls auf dem Boden. Instinktiv versuchte ich, den Atem anzuhalten, um sie besser zu hören. Dann merkte ich, wie lächerlich das war. Ich konnte die Luft anhalten, so viel ich wollte, die Beatmungsmaschine würde in aller Ruhe weiterpumpen. Wie konnte ich das vergessen, das Ding machte doch genug Krach.

Am Ende musste ich akzeptieren, dass Lili nicht da war. Aber es dauerte nicht lange, dann kam sie zur Tür herein. Allerdings nicht allein.

Shannon!

Meine Tochter kam ans Bett gelaufen. Als sie mich sah, blieb sie wie angewurzelt stehen. Hinter ihr kamen meine Enkel Reina und Jacob und ihr Vater Roger herein. Er nickte Shannon zu, legte die Arme um die Kinder und schob sie wieder hinaus, bevor sie überhaupt ganz ins Zimmer gekommen waren. Shannon brach in Tränen aus.

Es ist schon schlimm genug, zu sehen, wie die eigene Ehefrau durch die Hölle geht. Aber bei den Kindern ist es noch mal was anderes, vor allem, wenn man selbst der Grund ist. Meine Tochter weinte meinetwegen. Ich war sehr glücklich, dass sie da war, aber es war mir unerträglich, sie so zu sehen. Wegschauen konnte ich aber nicht, ich konnte ja nicht mal die Augen schließen.

Warum bringt Roger sie denn nicht raus?

Shannon schlug die Hände vors Gesicht. Lili ging zu ihr und versuchte sie zu trösten.

Shannon ist meine zweite Tochter. Sie ist 1971 geboren. Dann gibt es noch die zwei Jahre ältere Michelle und die drei Jahre jüngere Melanie. Alle drei sind Töchter meiner ersten Frau Sandra. Nachdem ich sie wegen meiner Arbeit von der Westküste der USA bis zur Ostküste und schließlich in die Mitte geschleppt habe, ist es kein Wunder, dass sie heute über die gesamten Vereinigten Staaten verteilt leben. Schon deshalb sahen wir uns nicht so oft, wie ich es gern gehabt hätte, und deshalb kannten meine Töchter Lili auch noch nicht. Seit wir verheiratet waren, hatte sich die ganze Familie erst einmal getroffen. Ich fragte mich, wie Lili Shannon überhaupt gefunden hatte. Vermutlich hatte sie die Kontakte in meinem Handy durchgesehen. War sie damit beschäftigt gewesen, als ich wach wurde und sie war nicht da? Mit dem schwierigsten Telefongespräch in ihrem Leben?

Noch ein Grund für Schuldgefühle.

Lili ging mit Shannon an die Seite meines Bettes und setzte sie auf den Stuhl, der gleich neben mir stand. Sie schluchzte immer noch. Lili stand neben ihr, sodass ich sie besser erkennen konnte. Sie kämpfte ebenfalls mit den Tränen. Was ihr wohl durch den Kopf ging? Hätte sie sich von

Shannon mehr Stärke gewünscht? Oder wünschte sie sich, sie könnte sich selbst mehr gehen lassen? Ich vermutete, Lilis Ausbildung sorgte dafür, dass sie ihre Gefühle besser beherrschen konnte, aber sie war furchtbar unglücklich, das wusste ich, auch ohne ihr Gesicht zu sehen.

Ich wünschte mir von ganzem Herzen, ich könnte wenigstens meine Augen bewegen, um meine Frau und meine Tochter anzusehen, um ihnen zu zeigen, dass ich sie sah. Dass sie in meinem Herzen waren, das wussten sie. Ich hätte ihnen nur gern gezeigt, dass ich wusste, sie waren auch in diesem Zimmer.

»Oh, Dad«, sagte Shannon. »Es tut mir so leid.«

Ich hätte gern die Hand ausgestreckt, um sie zu trösten. Ich wäre gern aufgesprungen und hätte gesagt: »Es ist doch nur ein Schlaganfall, es dauert nicht lange, dann bin ich wieder gesund.«

Stattdessen lag ich da und starrte auf den stumm geschalteten Fernseher, während meiner Tochter neben mir schluchzte.

»Hast du deine Schwestern erreicht?«

Lili spricht mit Shannon. Sie stehen jetzt beide am Fenster. Ich kann mich nicht erinnern, wie sie dahingekommen sind. Habe ich wieder geschlafen?

»Michelle kommt, so schnell sie kann.«

Michelle kommt? Aus Alabama? Ich wünschte, ich könnte ihr sagen, dass sie sich die Mühe nicht machen soll. Ich will gar nicht, dass sie mich so sieht. Sie soll warten, bis es mir wieder besser geht, mir macht das nichts aus. Ich weiß doch, dass sie mich liebt.

Aber ich weiß auch, dass es keinen Sinn hat, meiner ältesten Tochter zu sagen, was sie tun soll. Selbst wenn ich reden könnte … Sie macht sowieso, was sie will.

»Ich glaube, sie bringt eins von ihren Kindern mit«, fährt

Shannon fort. »Mir wäre es allerdings lieber gewesen, ich hätte meine Kinder nicht mitgebracht. Sie sollen dieses Bild von ihrem Großvater nicht in Erinnerung behalten. Dass Roger da ist, ist gut.«

»Ein Glück, dass ihr in der Nähe lebt«, sagt Lili.

Shannon wohnt in Vacaville, gerade fünfundsechzig Kilometer von uns. Deshalb sind sie auch so schnell gekommen. Michelle wird einen Flug buchen müssen. Melanie auch, wenn sie kommt.

Es ist, als hätte Shannon meine Gedanken gelesen.

»Melanie ist wahrscheinlich schon am Flughafen in St Louis«, sagt sie. »Sie kommt zu uns, ich fahre dann morgen mit ihr hierher.«

Mir wäre es wirklich lieber, sie würden nicht so viel Theater um mich machen. Obwohl ich zugeben muss, es ist schön, sie alle mal wieder zu sehen.

Zufrieden schlafe ich ein.

Shannons Reaktion, als sie zur Tür hereinkam, sagte mir alles über mein Aussehen. Die Krankenhausleute hatten gut daran getan, den Spiegel wegzudrehen. Aber nachdem sie sich beruhigt hatte, ging sie hinaus und holte ihre Kinder.

Viele Leute meinen, Kinder sollten nicht mitbekommen, was in einem Krankenhaus vor sich geht, aber ich bin anderer Meinung. Außerdem freute ich mich, sie zu sehen. Und man muss sagen, sie kamen mit meinem Anblick wesentlich besser klar als ihre Mutter.

Vermutlich sehen sie in ihren Computerspielen viel schlimmere Sachen.

Roger stand schweigend hinter ihnen. Sie schwiegen alle. Jetzt waren insgesamt acht Leute im Zimmer, darunter ein Arzt, eine Schwester und ich, aber es war stiller als je zuvor.

Das gefiel mir gar nicht.

Ich hörte nur die Maschinen, jedes Klicken, Surren und

Piepsen, das meinen Puls anzeigte. Und ich hörte voller Schrecken schon wieder das Gurgeln des Speichels in meiner Kehle.

Du lieber Himmel, geht das schon wieder los!

Aber gerade als ich das dachte, ging die Tür wieder auf und einer der Ärzte, die ich schon kannte, kam herein. Er schaute nicht nach den Maschinen, sondern ging direkt auf mich zu, schaute mir kurz in den Mund und brachte die Saugpumpe in Stellung. Zwei Minuten später saugte er alles weg, auch noch den letzten Tropfen.

So schrecklich das klingt, aber dieser Vorgang war einer der Höhepunkte des Tages. Für Shannon war das freilich alles zu viel; als der Arzt wieder ging, stellte ich fest, dass ich mit Lili allein war. Das alte Team. Wir beide gegen den Rest der Welt. Mit Lili an meiner Seite hatte ich wirklich das Gefühl, ich könnte alles schaffen. Wir waren unbesiegbar.

Deshalb war ich auch so überrascht, als kurz danach Shannon und ihre Familie wirklich gegangen waren. Draußen war es dunkel, es war jetzt also wohl wirklich Nacht geworden. Ich hatte keine Ahnung, wie spät es war, aber ich wusste, Lili war die meiste Zeit bei mir gewesen, und sie musste nach Hause, um ein bisschen zu schlafen und sich zu erholen. Trotzdem ließ ich sie nicht gern los.

Das ging ihr offenbar genauso. Sie wirkte nervös. Sie beugte sich über mich, küsste mich auf die Wange und umarmte mich fest. Das war schön, ich hätte die Umarmung nur gern erwidert. Aber dann zog sie sich zurück, drückte mir noch mal die Hand und sah mir tief in die Augen. »Es ist in Ordnung, wenn du gehen willst, mein Schatz«, sagte sie. »Mach dir keine Sorgen um mich, ich komme schon klar.«

Ich konnte ihr vom Gesicht ablesen, dass sie nicht erwartete, mich lebend wiederzusehen.

Sie küsste mich noch einmal, und dann verließ sie das Zimmer.

9
Das Gespräch

Ich mag den Fernsehkanal von National Geographic. Die Sendungen über Tiere, die Wildnis und die natürlichen Ressourcen unseres Planeten gefallen mir sehr. Reality-Shows mit Menschen lassen mich ziemlich kalt, aber sobald es um Leoparden, Meerkatzen oder irgendwelche Einzeller geht, bin ich voll dabei.

Der Ton des Fernsehers ist jetzt gerade so laut gestellt, dass ich ihn gut hören kann. Wenn die Krankenschwester reinkommt, um meine Maschinen und Schläuche zu überprüfen, bleibt sie unwillkürlich stehen und bewundert die stolzen Großkatzen der afrikanischen Savanne. Selbst wenn Sie meinen Mundraum kontrolliert, hört sie noch hin.

Ich auch.

Während sie mir wieder einmal Speichel absaugt, versuche ich, an Ihrer Hand vorbeizuschauen, um nichts zu verpassen. Zum Teil, um mich abzulenken, zum Teil aus echtem Interesse. Tiere sind so rein und einfach. Der Starke schlägt den Schwachen, der Schnelle den Langsamen, der Große den Kleinen. Da draußen geht es wirklich ums Überleben des Stärkeren.

Aber jetzt kann ich nichts sehen, also schweifen meine Gedanken ab zu meinem Zustand. Vor vierundzwanzig Stunden war ich noch einer der Stärkeren, auf jeden Fall in meinem Fitnessstudio. Mag sein, dass ich mich mit den Typen, die nur halb so alt waren wie ich, nicht messen konnte, aber alles, was älter als vierzig war, hätte mich kaum besiegt. Ich bin kein Alpha-Männchen, das ist nicht mein Stil, aber die Jungs wissen, dass sie sich lieber nicht mit mir anlegen sollten.

Jedenfalls war das so.

Ich versuche mir vorzustellen, was mit einem Tier passieren würde, dem es so ginge wie mir. Keine schöne Vorstellung, und auf jeden Fall eine Vorstellung ohne Happy End. So ein Tier würde bald zerrissen, entweder von den Artgenossen oder von irgendwelchen Raubtieren, die rund um sein Rudel oder seine Herde lauern. Und die Geier holen sich den Rest.

Aber ich bin kein Tier. Ich bin kein Raubtierfutter. Ich bin am Leben, wenn auch im Moment nicht so besonders gesund, und ich bin ein Kämpfer. Ich kämpfe nicht bis zum Tod, ich kämpfe mit dem Tod. Warum hat Lili so von mir Abschied genommen? Ich bin noch nicht dran, das weiß ich.

Die Schwester ist fertig mit dem Absaugen, und ich kann den Fernseher wieder klar erkennen. Aber nicht lange. Sie rückt den Infusionsständer zurück, und dann schaltet sie den Fernseher mit der Fernbedienung ab.

»Zeit zum Schlafen«, sagt sie und verlässt das Zimmer.

Sekunden später schlafe ich tatsächlich.

Mein Leben bestand aus Menschen, die ins Zimmer kamen und wieder rausgingen. Sie eilten herein, sie eilten hinaus. Wie bei einem Theaterstück. Eher einer Komödie, obwohl niemand erkannte, was daran so lustig war. Niemand außer mir.

Die denken alle, dass ich im Sterben liege – dabei stimmt das gar nicht.

Ich konnte es kaum erwarten, ihre Gesichter zu sehen, wenn sie kapierten, dass ich sie die ganze Zeit zum Besten gehalten hatte.

Die kleine Saugpumpe war wieder im Einsatz. Diesmal eine andere Pflegekraft, aber sie konnte es auch. Ich hörte, wie der kleine Schlauch gegen den Beatmungsschlauch und den Gummiblock stieß, spürte aber nicht viel. Inzwischen hatte ich mich an das ganze Zeug in meinem Mund schon fast gewöhnt. Ich hatte mir fest vorgenommen, Atmen und Schlucken nie mehr für selbstverständlich zu halten. Und ich war zuversichtlich, dass es gar nicht lange dauern würde, bis ich diesen Vorsatz in die Tat umsetzte.

Schwestern und Ärzte kamen und gingen. Maschinen, Listen und Akten wurden konsultiert, angepasst, eingerichtet. Der Fernseher war wieder an, diesmal lief eine Dokumentation über die Arktis. Ich stellte mir vor, wie es wäre, dort zu leben. Meilenweit von allem entfernt, auf mich selbst gestellt, stark und glücklich.

Vielleicht kann ich Lili eines Tages überreden, mit mir dorthin zu reisen?

Keine Chance. Sobald wir genug Geld zusammen hätten, würden wir nach Hawaii fliegen, das sie so liebte.

Als sie wiederkam, war ich wach, konnte aber nicht feststellen, ob sie überrascht war, mich lebendig vorzufinden. Sie sah müde aus, aber so schön wie immer, vor allem wenn sie lächelte.

Sie schaute mit mir zwei Sendungen an – zusammengenommen etwa eine Stunde –, während immer wieder Ärzte hereinkamen, die leise und professionell über mich und meine Fortschritte sprachen. Es wäre mir lieber gewesen, sie hätten *mit* mir gesprochen, aber jetzt spürte ich ein vertrautes Grummeln im Magen. Oder genauer gesagt, etwas tiefer.

Ich musste wieder mal, also bereitete ich mich innerlich auf die Überschwemmung vor. Inzwischen war mir das nicht einmal mehr peinlich, ich wünschte mir nur, es würde möglichst schnell vorbeigehen. Aber während ich noch spürte, wie sich der Katheter mit Flüssigkeit füllte, wurde mir klar, dass da noch mehr los war. Etwas Größeres.

Ich zerbrach mir den Kopf, ob es auch so etwas wie Katheter für die Rückseite gab. Das musste doch möglich sein, wie sollten sich bettlägerige Patienten denn sonst erleichtern? Sie konnten doch nicht einfach ins Bett machen.

Oder?

Ich wusste, mein Gesicht verriet weder Unbehagen noch Panik, aber ich spürte die Bewegung in meinen Eingeweiden, als es losging. Auf eine unheimlich vertraute Weise. Doch selbst wenn ich es hätte verhindern können, wozu? Irgendwann musste es ja raus. Die Erkenntnis war mir entsetzlich peinlich. Ich versuchte, mich auf Lili zu konzentrieren, die ruhig neben mir saß.

Was tun?

Ich versuchte die Sache aufzuhalten, ohne Erfolg. Als es endgültig nicht mehr ging, ließ ich der Natur freien Lauf. Lili sprach gerade mit einem der Ärzte, sie sahen mich nicht an. Erst als ein paar Minuten später eine Krankenschwester hereinkam und sagte: »Ich glaube, Rich muss mal frisch gemacht werden«, rührten sie sich.

Ich muss ehrlich zugeben, dass das der peinlichste Moment in meinem Leben war. Man hatte im Laufe der Jahre auf mich geschossen, mich angegriffen, bedroht und auf verschiedene Weise verletzt, aber das war alles nichts im Vergleich zu den Schrecken der nächsten paar Minuten.

Die Schwester eilte aus dem Zimmer und kam mit einem männlichen Kollegen zurück, der eine Schüssel und ein Handtuch mitbrachte. Sie nahm das Laken weg und zog mein Hemd hoch, während ihr Kollege mich umdrehte. Ich konnte nicht sehen, was sie machten, und ich wollte es auch nicht sehen, aber es war durchaus fesselnd, zumal ich feststellte, dass sich unter meinem Hemd eine Art große Mullbinde befand.

Ich trage eine Windel! Wann um alles in der Welt haben sie mir die denn angezogen?

Es musste wohl gewesen sein, als sie mich in diesem Zimmer an die Maschinen angeschlossen hatten. Aber ich war doch erstaunt, dass ich nichts davon gemerkt hatte. Vielleicht war das ja wieder so eine Wahrheit, die mein Gehirn nicht wirklich verarbeiten konnte. Auf manche Dinge sind wir einfach nicht vorbereitet, und dazu gehört wohl das Gefühl, dass zwei Pflegekräfte einem Erwachsenen die Windeln wechseln und ihm den Hintern abwischen. Etwas Demütigenderes konnte ich mir jedenfalls kaum vorstellen.

Mein einziger Trost war, dass Lili das ja alles kannte. Aber da war es immer um andere Leute gegangen, um andere Männer, um Fremde. Keine Ehefrau sollte dabei zusehen müssen, wenn ihr Mann gewickelt wird. Wie soll eine Ehe das denn überleben?

Dann fiel es mir wieder ein. Sie hatte mir ja schon gesagt, es wäre in Ordnung, wenn ich ginge. Sie rechnete nicht mehr mit einer Zukunft für uns und unsere Ehe, sie wollte mir den Abschied nur noch so leicht wie möglich machen.

Während der Waschaktion in meinem Bett dachte ich darüber nach, was sie am Abend zuvor gesagt hatte. Warum hatte sie mir Lebewohl gesagt? Es ging mir schlecht, aber ich war auf dem Weg der Besserung, das wusste ich. Und wenn jetzt noch nicht, dann doch bald. Wie kam sie auf die Idee, dass ich sterben würde? Waren das nur Sentimentalitäten oder hatte Shannon etwas gesagt? Vielleicht hatte ihre Reaktion Lili beeinflusst? Ich wünschte, ich könnte den beiden zeigen, dass ich noch da war. Lili war so gewöhnt daran, Menschen am Ende ihres Lebens zu begleiten, dass sie vielleicht einfach ein bisschen vorzeitig in den Hospiz-Modus verfallen war.

Warte nur, ich werde dich schon noch überraschen.

Aber es nagte an mir, so tapfer ich mich auch gab. Sie hatte Abschied genommen. Sie hatte mir die Erlaubnis gegeben, zu sterben. Ich war sicher, dass das nicht passieren würde, aber wenn ich mich nun irrte? Würde sie darüber hinwegkommen? Würde sie wieder heiraten? Würde sie sich in ein paar Jahren überhaupt noch an mich erinnern?

Für mich war ein Leben ohne Lili vollkommen undenkbar. Aber ich konnte mir auch nicht vorstellen, wie sie ohne mich leben sollte. Ich bin nicht stolz auf diesen Gedanken, aber er war jedenfalls da. Natürlich wollte ich nur, dass sie glücklich war, aber tief in mir drin gab es einen winzigen Funken Eifersucht, dass jemand meinen Platz neben ihr einnehmen könnte.

Hör auf damit, das wird nicht passieren.

Aber irgendwie …

Ich denke, es dauerte so etwa zehn Minuten, bis ich wieder sauber und frisch gewickelt war. Sie waren gerade rechtzeitig fertig, denn als sie das Zimmer verließen, kam Shannon. Ich wollte mir nicht vorstellen, wie sie mit dem Anblick zurechtgekommen wäre.

Ich freute mich, sie wiederzusehen, aber noch glücklicher war ich über die Person hinter ihr. Melanie war irgendwie immer noch meine Kleine, obwohl sie inzwischen fünfunddreißig Jahre alt war. Sie hatte einen sechsstündigen Flug von St Louis hinter sich, konnte also nicht viel geschlafen haben. Einer ihrer Söhne begleitete sie. Dass er mich in diesem Moment anlächelte, vergesse ich ihm nie. Danach starrte er allerdings nur noch auf den Boden. Es machte mir nichts aus, ich wusste, dass es schwer für ihn war. Aber ich wusste nicht so genau, ob er sich für sich selbst oder für mich schämte.

Ich liebe alle meine Töchter, aber Melanies Besuch war ein Lebenselixier, wie es im ganzen Krankenhaus sonst nicht zur Verfügung stand. Sie hatte als Kind schon unaufhörlich geredet, und sie tat es auch jetzt, Gott sei Dank. Der Nachmittag zuvor hatte sich angefühlt wie eine Totenwache – Lili, Shannon und ihre Familie, die Angestellten und Pat hatten alle geschwiegen, wenn sie kamen und gingen. Aber Melanie war da anders. Sie war der Kitt, der die drei Schwestern zusammenhielt, und genauso war es jetzt auch in diesem Zimmer auf der Intensivstation. Sie brachte Lili und Shannon zum Reden, und wenn ihnen nichts mehr einfiel, füllte sie die Pausen. Es war so erfrischend, sie reden zu hören, auch wenn der Anlass für ihr Treffen ganz schrecklich war. Jetzt brauchten wir nur noch Michelle hier, dann war die Party komplett.

Ich hätte meinen Mädels den ganzen Tag zuhören können, und vielleicht tat ich das auch. Mein Zeitgefühl war immer noch nicht zurückgekehrt. Das Nächste, was ich merkte, war, dass sie wieder den Tropf abklemmten. Noch ein paar Sekunden …

Bitte, seid da, wenn ich wieder aufwache.

Mein Wunsch ging in Erfüllung. Schon bevor ich wieder etwas sah, konnte ich die vertrauten Stimmen hören, nur dass inzwischen noch eine dazugekommen war. Nein, mehr als eine. Ich erkannte Michelles Stimme sofort, und ich war so froh, dass ich hätte heulen können. Für die andere Stimme brauchte ich ein paar Sekunden, ich musste hinschauen. Aber als ich wieder sehen konnte, war ich wirklich fassungslos.

Steve.

Steve Logan, mein alter Schulfreund. Wir waren zusammen durch die Wälder gezogen, ich hatte Platten mit ihm gehört, er hatte mich zum ersten Mal mit in ein Fitnessstudio genommen. Wir hatten eine so lange Geschichte miteinander, und selbst nachdem er nach Washington State gezogen war, hatten wir Kontakt gehalten. Und jetzt war er hier.

Großartige Idee, Lili.

Dass sie meine Töchter geholt hatte, war gut. Aber dass sie Steve aufgespürt hatte, war einfach unglaublich. Ich freute mich riesig, dass sie das geschafft hatte.

Aber ich war auch verwirrt. Warum war er hier? Ich lag doch nicht im Sterben.

»Ganz schön viele Leute da draußen«, sagt eine der Schwestern.

Melanie lacht. »Je mehr, je lieber. Dad ist einfach bei allen beliebt.«

»Es müssen ungefähr fünfunddreißig sein«, fügt Shannon hinzu, als sie wieder ins Zimmer kommt. »Ich weiß nicht, wo die alle sitzen sollen.«

»Vielleicht sollten wir mal rausgehen, damit ein paar von den anderen reinkönnen«, schlägt Melanie vor.

Lili nickt; sie ist offenbar froh, die Entscheidungen jemand anderem überlassen zu können.

Ich weiß nicht, wie lange Steve da blieb. Die Zeit verging so langsam, und er hatte auch nicht viel zu sagen. Jedenfalls nicht zu mir. Melanie brachte etwas mehr aus ihm heraus, aber wenn man ihm keine direkte Frage stellte, verfiel er wieder ins Schweigen. Irgendwann stand er auf und verabschiedete sich. Er dankte Lili für die Einladung, dann sah er mir tief in die Augen.

»Leb wohl, alter Freund«, sagte er.

»Mach's gut, Alter«, wollte ich ihm zurufen. »Ich komme bald zu dir nach Seattle, versprochen. Als Nächstes bin ich dran mit einem Besuch.«

Aber bevor ich zu Ende gedacht hatte, war er schon draußen.

Die nächste Besucherin kam, und sie überraschte mich noch mehr als Steve. Es war meine dritte Frau Elsa. Unglaublich, dass Lili das getan hatte. Welche andere Frau würde denn daran denken, die Ex ihres Mannes in einer solchen Situation einzuladen?

Elsa und ich waren nach der Scheidung Freunde geblieben, und es gab nicht viele Leute, über die ich mich mehr gefreut hätte. Mein Gesicht hat es sicher nicht gezeigt, aber ich hätte wirklich gern gelächelt. Und so ging es mir während der nächsten Stunden immer wieder.

Lili hatte offenbar meine gesamten Kontakte durchgesehen. Und so kamen nach meinen Töchtern, meinem besten Freund und meiner Exfrau noch viele, viele Freunde und Verwandte an mein Bett. Es war ein bisschen überwältigend. Einige waren gemeinsame Freunde von Lili und mir, Paare, die wir regelmäßig trafen wie Keith und Pam Reuter oder David und Colleen Topper. Andere hatte ich seit Jahren nicht mehr gesehen. Es waren ehemalige Polizistenkollegen darunter, einige alte Schulfreunde, selbst meine jüngste Schwester Carol war gekommen. Und das waren nur die, die ich sah. Denn ich wurde ja immer wieder bewusstlos oder schlief oder wie die Ärzte das auch immer nennen mochten. So kamen sicher auch Leute zu mir, die ich überhaupt nicht mitkriegte. Und sie wussten ja nicht, ob ich wach war oder nicht. Egal: Die, die ich sah, gaben mir ein unglaublich gutes Gefühl.

Einer vor allem. Meine zweite Frau Linda war ebenfalls Krankenschwester gewesen, und eines Tages hatte sie mir einen ihrer Patienten vorgestellt, einen jungen Kerl namens Eric, der einen Motorradunfall gehabt hatte. Sie fand wohl, es würde ihm guttun, mit einem anderen Biker zu reden. Er war fünfundzwanzig Jahre jünger als ich, aber es war, als hätten wir uns gesucht und gefunden. Er war so tapfer und stark, wie man es sich nur vorstellen konnte – aber es blieb ihm ja auch nichts anderes übrig, denn er war durch den Unfall vom Hals abwärts gelähmt. Er ließ sich von der Querschnittslähmung und dem Rollstuhl nicht das Leben kaputtmachen, aber natürlich war es schwer für ihn. Als er jetzt an diesem Nachmittag lächelnd ins Zimmer kam, war das ein ganz besonderer Augenblick. Ich mochte mir gar nicht vorstellen, was für eine Reise er unternommen hatte, um mich zu besuchen.

Eric war durchaus gesprächig, vielleicht weil er wusste, wie es sich anfühlte, im Krankenhaus zu liegen. Die meisten Besucher waren eher wie Shannon und Steve: sprachlos, traurig und mit ihrem Latein am Ende. Alle wollten optimistisch erscheinen, aber die meisten hatten damit zu kämpfen, dass sie die Unterhaltung ganz allein bestreiten mussten, weil ich ja nicht reagierte. Sie waren vermutlich froh, wenn nach fünf Minuten eine Krankenschwester kam und sie wieder aus dem Zimmer schob.

Viele Leute sagen, sie würden gern bei ihrer eigenen Beerdigung zuschauen, um rauszufinden, was für einen Abschied sie bekommen. Bald nachdem Eric gegangen war, wurde mir klar, dass dies hier auch eine Abschiedsveranstaltung war. Und ich muss sagen, ich freute mich über die vielen Leute, die sich Zeit dafür genommen hatten. Ich freute mich und fühlte mich geehrt. Wie am Fließband kamen Leute herein, die mir viel bedeuteten, und sie waren alle da, um mir ihren Respekt zu erweisen und Abschied zu nehmen.

Aber ich wollte gar keinen Abschied, und schon gar keine Tränen. Und ganz sicher wollte ich nicht, dass meine Lieben sich so unwohl fühlten, wenn sie mit mir in einem Zimmer waren. Natürlich war ich Lili dankbar, dass sie alle aufgeschreckt hatte, aber eigentlich wäre mir eine Party zu Hause lieber gewesen, sobald ich gesund war: eine Party, die ich genauso genießen könnte wie meine Gäste, und nicht diese todernste Prozession von Freunden und Verwandten, denen die Worte fehlten. Das musste Lili doch wissen!

Ich dachte wieder an ihren Abschied am Abend zuvor. Dieselbe Stimmung herrschte auch heute. Sie hatte Abschied genommen, und jetzt waren meine Freunde und Verwandten dran.

Aber es gab keinen Grund dafür, ich blieb ja da. Warum verstanden sie das nicht? Ich würde wieder gesund werden. Sobald die Ärzte kapierten, dass ich alles verstand, was sie sagten, würden sie die letzte Ölung absagen.

Am Ende war ich ziemlich erschöpft, obwohl ich die

ganze Zeit nur auf dem Rücken lag und mich nicht bewegen konnte. Die vielen traurigen Gesichter meiner Lieben machten mich ganz fertig. Aber irgendwann waren nur noch die engsten Familienangehörigen da. Und dann gingen auch meine Töchter und ließen mich mit Lili allein. Mir war klar, dass sie auch nach Hause wollte. Ich war gerade abgesaugt und sauber gemacht worden, und so war ich überrascht, dass die Tür noch mal aufging und der Arzt, der sich die meiste Zeit um mich kümmerte, wieder hereinkam, begleitet von einem Kollegen, den ich noch nie gesehen hatte.

Lili stand am Fußende des Bettes, die Autoschlüssel in der Hand, aber sie wartete natürlich ab, was die beiden vorhatten. Sie gingen allerdings nicht zu den Maschinen, sondern blieben bei ihr stehen und fragten, ob sie kurz mit ihr reden könnten.

»Ja, natürlich können Sie das«, erwiderte sie. »Worum geht's?«

»Rich ist jetzt seit zwei Tagen hier«, sagte der Arzt, den ich kannte. »Und wir haben nach wie vor keine Hinweise darauf, dass sich sein Zustand verbessert.«

Lili nickte und schaute von ihm zu mir.

»Wir vermuten, dass das Medikament nicht gewirkt hat, und das heißt, Rich hat eine Chance von unter zwei Prozent, länger als ein paar Tage zu überleben.«

Er erklärte ihr weiter, dass mein gesamter Körper ausgefallen war, dass meine inneren Organe nur noch künstlich am Leben gehalten wurden und dass mein Gehirn praktisch komplett abgeschaltet hatte, weil es keinen Sauerstoff mehr bekam.

»Er kann nichts mehr hören, sehen, schmecken, fühlen oder denken«, sagte der Arzt mit absoluter Gewissheit in der Stimme.

»Okay.« Lilis professionelle Stimme war kurz vor dem

Brechen, aber sie hielt sich noch aufrecht. »Und wenn er doch überlebt?«

Der Arzt zögerte, bevor er antwortete. »Wenn er überlebt – und es ist ein sehr kleines Wenn –, dann wird er den Rest seines Lebens in diesem Zustand verbringen.« Er deutete auf mich. »Ich fürchte, er wird nicht viel mehr sein als eine Art Gemüse.«

Minutenlang sagte Lili gar nichts. Das einzige Geräusch im Zimmer war das rhythmische Seufzen und Piepsen der Maschinen, die mich am Leben hielten, wie er gerade gesagt hatte.

»Was wollen Sie mir damit genau sagen?«, fragte sie schließlich.

Die Ärzte sahen einander an. Dann sagte der neue: »Wir glauben nach reiflicher Überlegung, Sie sollten darüber nachdenken, die Maschinen abzuschalten. Es tut mir leid, Lili, aber er wird nicht zurückkommen.«

Jetzt war noch ein anderes Geräusch im Zimmer zu hören. Oder doch jedenfalls in meinem Kopf. Nämlich mein Schreien. Diese Kerle im weißen Kittel versuchten meine Frau zu überreden, sie sollte mich umbringen. Sie wollten den Stecker rausziehen, weil sie dachten, ich würde nicht wieder gesund. Sie hielten mich für Gemüse, und sie wussten nicht, dass ich mitbekam, was um mich herum passierte.

Aber ich bekam alles mit. In meinem Kopf war ich ganz und gar der Alte. Ich war der Mann, der Lili 2006 geheiratet hatte. Ich war der Mann, der mit ihr drei Jahre lang gelacht und Witze gemacht hatte. Ich war der Mann …

Ja.

Ich war auch der Mann, der sich mit ihr am Anfang unserer Ehe zusammengesetzt hatte und »Das Gespräch« mit ihr geführt hatte. Das über unser Lebensende.

Ich wünschte wirklich, wir hätten das nicht getan.

Lili hatte damit angefangen, ein paar Monate nach unserer Hochzeit. Wir hatten uns von Anfang an als Seelenverwandte empfunden, aber durch unser Zusammenleben war die Bindung noch stärker geworden. Wir redeten die Nächte durch, fanden immer wieder neue Themen. Aber dieses Gespräch war etwas Besonderes. Lili war sehr praktisch veranlagt und sah im Hospiz tagtäglich die hässlichen Seiten des menschlichen Lebens und Leidens. Eines Abends kam sie nach Hause und fragte, ob wir etwas besprechen könnten.

»Klar«, sagte ich. »Worum geht's«

»Ums Sterben.«

»*Okay* … und um was genau?«

Sie erzählte mir von der Frau, die sie während ihrer letzten Stunden begleitet hatte. Das Ganze war schon ein paar Wochen her. Die Patientin war von allen möglichen Maschinen am Leben gehalten worden. Wochenlang hatte Lili beobachtet, wie es der Familie der Frau immer schlechter ging. Der Anblick quälte sie, und als die Patientin endlich starb, war es eine Erlösung für alle.

»Ich will für dich nie so eine Last werden. Versprich mir, dass du das nicht zulässt«, sagte Lili. »Wenn es so weit kommt, opfere dich nicht für einen unmöglichen Traum auf. Schalte die Maschinen ab und mach weiter mit deinem Leben.«

Sie beschrieb ihr Erlebnis als so furchtbar, dass ich ohne zu zögern einwilligte.

»Allerdings nur unter einer Bedingung«, sagte ich. »Du musst mir dasselbe versprechen. Ich bin acht Jahre älter als du, das heißt, vermutlich erwischt es mich als Ersten.«

Es sagt viel über unsere Beziehung aus, dass dieses Gespräch über Tod und Leben überhaupt nicht von irgendwelchen Emotionen oder Urteilen überschattet war. Wir liebten uns, aber wir dachten auch pragmatisch. Und jetzt waren wir auf alles vorbereitet, was die Zukunft bringen mochte.

Aber da waren wir eben auch noch gesund gewesen. Jetzt, wenige Jahre später, sah die Sache ganz anders aus – jedenfalls für uns und für die Ärzte, die eine Antwort von Lili erwarteten.

Ich starrte sie an und wusste genau, was sie sagen würde. Wir hatten den Fall im Detail besprochen und einander ein feierliches Versprechen gegeben. Wenn die Zeit käme, würden wir ohne zu zögern den Stecker ziehen.

Lili atmete tief durch, um zu antworten.

Ich hätte am liebsten geweint.

Meine eigene Frau würde mein Leben beenden.

10
Wow, ich bin frei!

»Lass das nicht zu, Lili! Ich weiß, was wir besprochen haben, aber ich komme hier wieder raus, ich weiß es.«

In meinem Kopf schreie ich, obwohl ich weiß, dass draußen nichts zu hören ist. Die drei Menschen am Fußende meines Bettes sehen mich alle mit derselben Mischung aus Mitleid und Resignation an. Für zwei von ihnen bin ich schon kein Mensch mehr, nur noch eine Zahl in der Statistik ihres Krankenhauses. Und für die dritte? Ich weiß nicht, ob ich für sie noch ein Mensch bin.

»Ich bin hier, Lili! Ich bin immer noch da, immer noch ich, siehst du?«

Ich sehe, wie sie sich zu den Ärzten umdreht. Sie wird jetzt etwas sagen, und ich kann es kaum ertragen, ihr zuzuhören. Für einen Augenblick wünschte ich, die Ärzte hätten recht und meine Sinne wären längst abgeschaltet.

Will ich wirklich hören, wenn meine Frau grünes Licht für meinen Tod gibt?

Sie atmet noch einmal tief durch. Die Beatmungsmaschine sorgt dafür, dass ich auch weiteratme.

Lili, bitte …

»Das kann ich nicht allein entscheiden«, sagt sie. »Ich muss erst mit seinen Töchtern sprechen.«

»Gut, das verstehen wir«, erwidert der neue Arzt. »Aber ich kann Ihnen versichern, wenn Sie sich so entscheiden, wie wir empfehlen, dann wird er garantiert nichts spüren.«

Er hält inne und zuckt hilflos mit den Schultern. Dann sagt er einen unglaublichen Satz.

»Nach ärztlichem und menschlichem Ermessen ist Ihr Mann bereits tot.«

Bereits tot? Was war das für ein Arzt, der einen Lebenden nicht von einem Toten unterscheiden konnte? Wo war ich hier gelandet?

Ich schäumte vor Zorn, als Lili mir einen Abschiedskuss gab. Wie konnte ich tot sein, wenn ich doch jedes Wort hörte, das sie redeten? Wie konnte ich tot sein, wenn ich den Atem meiner Frau spürte und die Tränen in ihren Augen sah, als sie sich über mich beugte?

Als ihre Lippen mein Gesicht berührten, war es, als würde ein Stromstoß mit tausend Volt mich durchfahren.

Wie konnte ein Toter so etwas spüren?

Sie ging, ohne sich noch einmal umzuschauen. Ich hoffte, sie hielte es nur einfach nicht aus, mich da so liegen zu sehen. Realistischer war allerdings die Annahme, dass sie ein schlechtes Gewissen hatte. Es muss schwierig sein, einen Todgeweihten anzusehen, dessen Urteil man gerade unterschreibt.

Danach achtete ich nicht mehr darauf, was die Krankenschwestern mit mir machten. Ich wurde gewaschen, gewindelt, meine Medikamente wurden überprüft und der Speichel wurde abgesaugt. Ich ließ alles geschehen, ohne darüber nachzudenken und ohne dass es mir peinlich war. Sollten sie doch machen, was sie wollten. In ein paar Stunden wäre es ohnehin egal.

Alles war egal.

Ich kann mir die Szene lebhaft vorstellen.

Shannon, Melanie, Michelle und Lili sitzen um den Tisch bei Shannon zu Hause.

»Du kannst doch nicht zulassen, dass Sie Dad einfach abschalten!«, schluchzt Melanie.

»Aber wir haben es so besprochen«, sagt Lili. »Wir haben es uns fest versprochen, so würde er es wollen.«

»Aber er ist unser Dad«, sagt Shannon.

»Und er ist mein Mann. Und selbst wenn er wieder zurückkäme, würde er so nicht leben wollen, und das wisst ihr.«

Die Mädchen nicken.

Dann stimmt Michelle Lili zu. »Er war immer so aktiv, so zu leben wäre schlimmer als der Tod für ihn.«

»Dann ist es so beschlossen«, sagt Lili. »Morgen sage ich es den Ärzten.«

Es war die längste Nacht meines Lebens. Lili war irgendwo da draußen, vermutlich mit meinen Töchtern zusammen bei Shannon, und diskutierte mit ihnen, ob die Maschinen abgeschaltet werden sollten, die mich am Leben hielten. Im Kopf ging ich jede denkbare Wendung des Gesprächs durch. Immer wieder spielte ich die Szene vor meinem inneren Auge ab, legte ihnen immer neue Worte und Argumente in den Mund. Aber das Ende war immer dasselbe.

Sie würden den Stecker ziehen.

Außerhalb meines Blickfeldes auf der rechten Seite erinnerte mich die Beatmungsmaschine mit ihrem Geräusch ständig daran, wie schlecht es mir ging. Ich brauchte Technologie beim Pinkeln und beim Atmen, selbst wenn verhindert werden sollte, dass ich in meinem eigenen Speichel ertrank. Die Ärzte achteten peinlich genau auf alle diese Dinge, aber sie hatten eben auch gesagt, meine Wahrnehmung hätte bereits abgeschaltet. Und in diesem Punkt irrten sie sich.

Plötzlich wurde mir bewusst, was National Geographic da gerade über »meinen« Fernseher flimmern ließ. »Ich kann das sehen«, wollte ich den Ärzten zurufen. »Mit meiner Wahrnehmung ist wirklich alles in Ordnung.«

Ich schaute ein paar Minuten intensiv hin – alles war mir recht, wenn es mich nur ein wenig ablenkte. Eine Doku über den Weltraum. Die Lichter auf dem Bildschirm waren so hell, dass ich am liebsten weggeschaut hätte. Aber das konnte ich nicht, also blinzelte ich.

Erst nach ein paar Sekunden begriff ich die Bedeutung dessen, was gerade passiert war.

Ich habe geblinzelt!

Zwei Tage lang waren meine Augen auf und zu gegangen, ohne dass ich Einfluss darauf gehabt hätte. Meine Lider befeuchteten die Augäpfel wie immer, arbeiteten aber seit meinem ersten Erwachen auf Autopilot. Aber diesmal hatte ich blinzeln wollen! Mein Gehirn hatte den Befehl losgeschickt und meine Lider hatten gehorcht. Zumindest dachte ich das, auch wenn sich sofort wieder der Zweifel in mir rührte. Vielleicht war es nur Zufall. Vielleicht hatte ich gerade ans Blinzeln gedacht, als mein Körper es ohnehin getan hätte.

Ich musste herausfinden, was los war.

Es kam mir vor wie eine Ewigkeit, dass ich mich nicht mehr bewusst bewegt hatte, dabei waren es wahrscheinlich gerade dreißig Stunden. Meine Gedanken bewegten sich weg von dem Fernseher; was da zu sehen war, interessierte mich nicht mehr. Wenn ich meinen eigenen Atem hätte kontrollieren können, hätte ich ihn jetzt angehalten. In diesem Moment interessierten mich nur noch meine Augen.

Ich zählte einen Countdown, sehr angemessen, nachdem ja am Rand meines Bewusstseins immer noch diese Doku über den Weltraum lief.

Drei.

Zwei.

Eins.

Lift off.

Dunkelheit!

Aber diesmal wusste ich, es war nicht das Beruhigungsmittel. Ich war immer noch wach und konzentriert. Und zum ersten Mal, seit man mich ins Krankenhaus gefahren hatte, war ich wirklich glücklich.

Ich hatte es geschafft. Ich hatte aus eigenem Willen die Augen zugemacht.

Eine Geldfrage ist es jedenfalls nicht. Meine Krankenversicherung bezahlt das hier, da bin ich sicher. Polizisten lassen sich auf nichts anderes ein als eine komplette Krankenversicherung, und ich habe in all den Jahren reichlich Beiträge bezahlt.

Worum kann es sonst gehen?

Werden sie überlegen, was ich will? Was ich verdient habe? Habe ich im Dienste der Allgemeinheit nicht genug getan, dass ich wenigstens zu leben verdiene? Ich bin Lehrer, um Himmels willen! Ich habe mein Leben lang Menschen geholfen. Ich habe eine Frau und Kinder und Enkel. Ihr könnt mich doch nicht einfach so ausknipsen!

Sie sagen, ohne künstliche Beatmung kann ich nicht überleben. Ja und? Wenn man einem Gehbehinderten die Krücken wegnimmt, fällt er um. Deshalb hat er doch nicht verdient zu sterben! Die künstliche Beatmung ist meine Krücke.

Je länger ich darüber nachdenke, desto zorniger werde ich. Wenn ich meine Hand bewegen könnte, würde ich jetzt sämtliche Schläuche rausreißen und den Schlauch aus meiner Luftröhre ziehen. Dann würde ich das Beatmungsgerät kaputtschlagen und rausmarschieren.

Wer sind denn diese Leute, die mir erzählen wollen, es wäre Zeit für mich zu sterben?

Was habe ich denen denn getan? Was habe ich denn überhaupt jemandem getan? Ich bin noch nicht dran, warum sehen sie das nicht?

Es fühlte sich so gut an. So erstaunlich. So …

Ja, und jetzt?

Als ich da in der selbst herbeigeführten Dunkelheit lag, überwältigte mich plötzlich eine andere Art von Finsternis. Gerade war ich noch in Feierstimmung gewesen. Ich hatte den ersten kleinen Schritt zur Genesung getan. Aber jetzt wusste ich nicht mehr, was das alles sollte.

Ich hatte die Augen zu gemacht. War das der Beweis, dass ich nicht sterben würde? Konnte ich damit den Schlaganfall-Spezialisten zeigen, dass sie keine Ahnung hatten, wovon sie redeten?

Die schwarze Wolke kam aus dem Nichts. Vielleicht war es die Anstrengung, vielleicht war es die Erkenntnis, dass die Fähigkeit zum Blinzeln nicht unbedingt ein Zeichen von übermenschlicher Kraft ist. Jedenfalls hatte ich zum ersten Mal seit meiner Ankunft im Queen das Gefühl, dass es mir jetzt reichte. Wofür sollte ich kämpfen, wenn ich doch keinerlei Einfluss auf das Geschehen hatte? Meine Krankenversicherung garantierte mir die bestmögliche Versorgung. Wenn nun die Ärzte, die von dieser Krankenversicherung bezahlt wurden, der Ansicht waren, ich sei so gut wie tot, dann hatten sie vermutlich recht.

Also los, schaltet die Maschinen ab, damit alle mit ihrem Leben weitermachen können.

In kürzester Zeit war ich vom Zorn über die Feierstimmung zur Resignation übergegangen. Wen wollte ich denn mit meinem Selbstmitleid und meiner aufgesetzten Tapferkeit beeindrucken? Dass mein Gehirn wach war, bedeutete doch noch nicht, dass ich am Leben war. Ich wollte einfach die Wahrheit nicht sehen.

Allmählich begreife ich es. Ich liege im Sterben.

Meine Gefühle waren Achterbahn gefahren, aber jetzt kamen sie zur Ruhe und mündeten in eine Milde, die ich noch nie an mir erlebt hatte. Warum sollte ich meine letzten Stunden – oder Minuten – damit verschwenden, dass ich gegen die Welt ankämpfte? Ich musste mein Los annehmen, und ich musste dafür sorgen, dass meine Familie weiterleben konnte. Dass meine Sinne funktionierten, hatte gar nichts zu bedeuten. Hören, Sehen, Tastsinn, Geruchs-

und Geschmackssinn arbeiteten im Moment noch, trotz allem, was die Ärzte dachten, aber sie würden bald ebenso erlahmen wie meine Arme und Beine.

Die Erkenntnis war eine große Erleichterung.

Wow, ich bin frei.

Es ist erstaunlich, wie erfrischend es sich anfühlt, wenn man zugeben kann, dass man im Sterben liegt. Ich wiederholte die Worte im Kopf immer wieder, und es war, als würde ein Tonnengewicht von meinen Schultern gehoben.

Du kannst aufhören zu kämpfen, Rich.

So fühlt sich Sterben an, genieß es.

Ich war so glücklich wie noch nie zuvor. An diesem Punkt veränderte sich alles. Das Geräusch des Beatmungsgeräts erinnerte mich nicht mehr daran, wie wenig mein Körper noch leisten konnte, sondern es war eher ein Spaß. Ein Spielzeug. In Sekundenschnelle wechselte ich vom Hass gegen das Gerät zu dem Gedanken: *Ist ja cool, ich muss nicht mal selbst atmen.*

Und meine Freude wurde umso größer, als ich ein paar Minuten später das inzwischen vertraute Strömen der Flüssigkeit durch meinen Katheter spürte. Auch darüber musste ich mir keine Sorgen machen. Zu essen bekam ich durch den Tropf, die Entsorgung wurde durch einen Plastikschlauch in meinem Penis geregelt. Um meine Atmung kümmerte sich eine Maschine, und mein Speichel wurde von meinem Leibdiener entfernt. Fünf-Sterne-Luxus! Allmählich fing ich an, das Ganze zu genießen.

Die düstere Stimmung und der Zorn waren nur noch ferne Erinnerungen. Jetzt war alles wieder hell. Ich war mir absolut sicher, dass der Tod nicht schlimm war, denn nach Aussage der Ärzte war ich ja schon so gut wie tot. Ich hatte das Gefühl, ungeheures Glück gehabt zu haben. Ich meine, wie viele Leute können noch mal alle ihre Lieben sehen, bevor sie sterben? Ich musste jetzt nur noch das Beste aus den verbleibenden Augenblicken machen. Wenn Lili zurückkam, würde ich sie die ganze Zeit anschauen.

Wenn ich gehe, soll sie das Letzte sein, was ich sehe.

Noch einmal schaute ich auf den Fernseher. Jetzt war die Sendung über den Weltraum zu Ende und es ging um Fische und Korallen. Der stumme Unterwasserfilm erinnerte mich an meine eigene Situation.

Aber nicht mehr lange. Nicht mehr lange …

11
Da ist doch noch jemand

Ich bin wach.

Es ist dunkel, also muss es Nacht sein. Oder?

Ich öffne die Augen.

Geht immer noch.

Ich hatte schon fast vergessen, dass ich das tun kann, aber ich probiere es gleich noch mal.

Blinzel, blinzel, blinzel.

Es geht langsamer als früher, aber es ist ganz klar, wer hier das Sagen hat. Das sind keine Krämpfe oder Reflexe, das bin ich. Ich kann wieder blinzeln.

Sollte ich nächstes Jahr den Everest besteigen, würde mich das nicht mehr freuen als das hier.

Ich sehe, wie die Krankenschwester sich über mich beugt, um mir den Speichel abzusaugen. Ich blinzele ihr zu, aber sie reagiert nicht. Warum sollte sie auch? Sie muss mich schon tausend Mal blinzeln gesehen haben, woher soll sie wissen, dass es jetzt echt ist? Dass ich es bin?

Selber schuld.

Ich konnte hören, dass vor meiner Tür gearbeitet wurde. Außerdem drang der Verkehrslärm durchs offene Fenster zu mir, beides Zeichen, dass ein neuer Tag begonnen hatte. Ich wusste, bald würden die Männer in den weißen Kitteln kommen.

Ob Lili wohl die Erlaubnis mitbringen würde, die sie von ihr brauchten? Ich hätte wirklich gern mit ihr gesprochen, ihr gesagt, dass sie sich keine Sorgen machen sollte. Die Sache mit dem Sterben sah ich nach wie vor entspannt, es war von dem Ort, an dem ich mich befand, doch nur noch ein kleiner Sprung. Was kann denn noch passieren, wenn man im Grunde genommen schon tot ist?

Wollte ich sie überhaupt noch mal sehen? Natürlich wäre das schön, aber sie hatte sich ja schon von mir verabschiedet. Und auf meine eigene Art hatte ich das auch getan. Und was meine Freunde und Familienmitglieder anging, so hatten die dreißig oder vierzig Leute, die gestern den Wartebereich bevölkert hatten, nun wirklich nichts sagen müssen. Ihre bloße Gegenwart sprach Bände. Wir waren fertig, keiner von ihnen erwartete, dass er mich noch einmal zu Gesicht bekommen würde.

Mein Zeitgefühl war immer noch schlecht, der Tag fing erst an, wenn Lili kam. Allerdings wusste ich, wenn sie heute durch die Tür käme, wäre es das letzte Mal, dass ich sie sah. Vor ein paar Tagen, noch vor ein paar Stunden hätte mich dieser Gedanke bis ins Mark erschüttert, aber jetzt ging es mir gut damit. Der erste Schritt zur Lösung eines Problems besteht in der Erkenntnis, dass es existiert. Und ich hatte erkannt, dass ich im Sterben lag. Was auch immer Lili bei unserem letzten Zusammentreffen sagen würde – es würde mir nur einen leichteren, zufriedenen Weg ebnen.

Vermutlich war sie unten am Empfang vorbeigegangen und die Mitarbeiter dort hatten den Ärzten Bescheid gesagt. Vielleicht war es auch Zufall. Jedenfalls kamen die beiden Ärzte vom Vorabend ins Zimmer, kaum dass sie durch die Tür war, gebeugt wie Atlas mit dem Gewicht der ganzen Welt auf den Schultern. Sie beschäftigten sich mit Routinearbeiten, lassen die Einträge in meiner Krankenakte und betrachteten die Infusionen. Endlich ergriff einer das Wort.

»Nun, Mrs Marsh, konnten Sie bedenken, worüber wir gestern gesprochen haben?«

Sie nickte.

Na dann los. Das war's. Wie lange noch? Zehn Minuten? Vielleicht eine halbe Stunden, bis sie alles vorbereitet haben?

Lili räusperte sich. »Richards Töchter und ich, wir haben beschlossen …« Sie hielt inne, ich konnte den Kloß in ihrem Hals förmlich spüren. Dann räusperte sie sich wieder und fuhr fort. »Wir haben beschlossen, dass wir die Maschinen nicht abschalten wollen. Wir wollen ihm eine Chance geben.«

Nein, Lili, das muss nicht sein. Wirklich nicht. Ich bin bereit – ich bin bereit zu gehen.

Die Ärzte sahen sich an. Dann sagte einer der beiden: »Gut, wenn Sie das so wollen, Lili.«

»Ja.« Sie drehte sich um und schaute mir in die Augen. »Ich kann das nicht, es ist einfach nicht richtig. Er ist noch da, das kann ich fühlen.«

Ich wusste nicht, was ich davon halten sollte. Wie konnte sie fühlen, dass ich noch da war? Sehr verwirrend. Und dabei hatte sie sich doch schon von mir verabschiedet. Sagte sie das jetzt nur, um die letztendliche Entscheidung zu vertagen? Irgendwie war ich enttäuscht. Was sollte das alles? Die Ärzte schauten, als wäre Lilis Entscheidung nur ein Aufschub des Unvermeidlichen. Vielleicht noch ein paar Tage mit meiner Familie, wenn ich Glück hatte. Die Natur würde ihren Lauf nehmen, irgendwann würden mein Gehör, mein Sehvermögen und alles andere den gleichen Weg gehen wie meine Lungen und meine Blase. Alles nur eine Frage der Zeit.

Lili hatte eine Gewissensentscheidung getroffen, aber davon würde ich nicht einen Tag länger leben.

Die beiden Ärzte sind offensichtlich enttäuscht. Ich kann mir vorstellen, dass ich ihnen leidtue. Sie haben ja nichts davon, wenn sie den Stecker ziehen. Abgesehen davon, dass ein Bett auf der Intensivstation frei wird. Aber über die Logistik müssen sich diese beiden Männer wohl keine Gedanken machen, das Queen hat eine riesige Verwaltung, die sich um so was kümmert.

Lili ist den Tränen nahe. Sie hat meine Hinrichtung aufgeschoben, aber sie weiß, ich bin auf den letzten Metern. Sie kann verhindern, dass mein Leben vorzeitig endet, aber auf die Dauer ist das keine Lösung.

Während ich meine Frau ansehe, ist der behandelnde Arzt an mein Bett getreten und schaut mir forschend ins Gesicht. Es ist, als wollte er bis auf den Grund meiner Seele blicken. Und als er noch näher kommt, kann ich mich nicht mehr zusammenreißen. Ich blinzele.

Er geht zurück zu seinem Kollegen, spricht kurz mit ihm und verlässt dann mein Zimmer. Nach ein paar Minuten kommt er zurück, und kurz nach ihm betritt auch noch der Neurologe, der mich in der Notaufnahme behandelt hat, den Raum.

»Sie wollen eine zweite Meinung hören?«, fragt er.

Der behandelnde Arzt nickt und deutet auf mich. »Sagen Sie uns, was Sie meinen.«

Der Neurologe kommt ans Bett und schaut mir genauso intensiv ins Gesicht wie der andere Arzt. Er legt den Kopf schief wie ein Hund, der auf das Geräusch von Kaninchen lauscht.

»Okay, kann ich mal was probieren?«, ruft er den Kollegen nach einer Weile zu.

»Aber sicher«, antworten sie wie aus einem Munde.

Er atmet tief durch, dann sagt er: »Rich, es könnte ja sein, dass sie mich hören. Wenn Sie mich tatsächlich hören, blinzeln sie doch mal.«

Ich sehe, wie sein Mund die Worte formt, dann rieche ich seinen Atem. Erst dann höre ich sie.

Jedenfalls glaube ich das.

Hat er mit mir gesprochen? Mit meinem kleinen alten Selbst?

Ich bin so verblüfft, dass ich fast vergesse, zu reagieren.

Also los, Augen, wir schaffen das …

Ich konzentriere mich und schaffe es tatsächlich, einmal zu blinzeln.

Der Neurologe lächelt. »Okay«, sagt er. »Jetzt wird es schwieriger. Rich, wenn Sie mich immer noch verstehen, blinzeln Sie bitte zweimal.«

Klar. Er fürchtet, es könnte beim ersten Mal ein Zufall gewesen sein.

Ich blinzele zweimal.

Am Fußende meines Bettes stehen Lili und die beiden Ärzte und starren mich schweigend an.

Der Neurologe dreht sich zu ihnen um, und obwohl er jetzt ganz am Rand meines Blickfeldes steht, weiß ich, dass er ein breites Lächeln im Gesicht hat.

»Ladies and Gentlemen«, sagt er, »ich glaube, da ist doch noch jemand.«

In diesem Moment bricht Lili in Tränen aus.

12
Einmal blinzeln heißt Ja

»Hallo, Richard, ich bin Dr. Kako.«

Der Mann, den ich schon so oft gesehen habe – der alle möglichen Tests mit mir gemacht hat und meine Fortschritte genau verfolgt –, stellt sich vor, als würden wir uns eben erst kennenlernen. Und irgendwie stimmt das ja auch. Er hat keine Ahnung, dass ich ihn seit drei Tagen wie ein Falke beobachte. Ich habe keine Ahnung, wie viele Komapatienten oder Patienten im vegetativen Stadium er in seinem Berufsleben schon gesehen hat. Vermutlich viele. Er hat eine Diagnose gestellt, und seine Kollegen haben ihm samt und sonders zugestimmt. Jedes einzelne Glied in der Indizienkette deutete auf diese Diagnose hin. Dass er sich diesmal geirrt hat, ist nicht seine Schuld.

»Könnten Sie bitte mal blinzeln, wenn Sie mich hören?«

Ich blinzele.

»Wunderbar, Rich. Ich freue mich sehr, Sie kennenzulernen.«

Ich blinzele wieder, und er lächelt.

»Ich würde Ihnen gern erklären, was mit Ihnen los ist, wenn Ihnen das recht ist. Sie leiden unter einem Zustand, den man ›Locked-in-Syndrom‹ nennt.«

Diesen Begriff höre ich zum ersten Mal in meinem Leben.

Lili, die außerhalb meines Gesichtsfeldes steht, sagt: »Davon habe ich noch nie gehört.«

Wie beruhigend, dass es auch den Profis so geht. Das erklärt auch, warum die Ärzte nicht schon früher die richtige Diagnose gestellt haben.

Dr. Kako erklärt mir so allgemeinverständlich, wie es geht, was mit mir passiert ist. Das Blutgerinnsel in meiner Arteria basilaris hat die Sauerstoffversorgung meines Gehirns blockiert. Dann haben sie mir mit meiner Einwilligung ein Medika-

ment gegeben, das das Blutgerinnsel auflösen sollte, aber nachdem sich mein Zustand anscheinend überhaupt nicht besserte, sind sie davon ausgegangen, dass es nicht gewirkt habe. Tatsächlich hatte mein Körper in den Stunden nach der Spritze eher eine Verschlechterung gezeigt. In 99 Prozent der Fälle schaltet als Nächstes die Gehirnfunktion ab. Die Sinneswahrnehmungen gehen verloren, der Patient gerät in den sogenannten vegetativen Zustand. Der Arzt erklärt mir, dass ich alle Symptome eines solchen Komas gezeigt hätte. Mehr als zwei Tage lang gab es nur einen einzigen Menschen, der wusste, dass ich nicht im Koma war. Und dieser Mensch war ich.

»Aber jetzt, mit dem Blinzeln, ist das natürlich etwas ganz anderes«, lächelt er.

Wow! Das ist starker Tobak. Man stelle sich vor, ich hätte nicht plötzlich meine Augenlider unter Kontrolle gehabt. Dann würden sie jetzt immer noch denken, ich läge im Koma. Man stelle sich vor, Lili hätte ihnen gleich beim ersten Mal die Erlaubnis gegeben, die Maschinen abzuschalten. Ich hätte nichts tun können, um ihnen zu zeigen, dass ich noch da war.

Ich habe unglaubliches Glück gehabt.

Allerdings weiß ich nicht, ob andere Leute das auch so sehen. Dr. Kako sieht mich eindeutig so an, als würden ihm alle möglichen anderen Begriffe durch den Kopf gehen. Und als er weiterspricht, verstehe ich auch, warum.

»Leider ist es so, dass etwa 90 Prozent der Locked-in-Patienten in den ersten vier Monaten sterben.«

Okay …

»Und von den Überlebenden bleiben die meisten auf Dauer vollständig gelähmt.« Er hält inne. »Das heißt, es ist sehr unwahrscheinlich, dass Sie jemals wieder ihre Gliedmaßen oder ihren Kopf bewegen oder sich irgendwie bewegen können. Das betrifft auch das Sprechen.«

Ich muss seine Ehrlichkeit bewundern. Ich würde solche Nachrichten nicht gern übermitteln. Die Situation erinnert mich an die vielen Gelegenheiten, bei denen ich als Polizist schlechte Nachrichten bringen musste. All die Male, die ich bei Menschen angeklopft habe und wusste, was ich ihnen zu sagen hatte, würde ihr Leben zerstören. Ich weiß, wie schwer das ist, und deshalb weiß ich auch, dieser Arzt macht gerade einen exzellenten Job.

Ich würde ihm gern sagen, dass alles in Ordnung ist. Vor ein paar Stunden habe ich Frieden geschlossen, ich war bereit zu sterben. Und es hat sich nichts geändert. Wenn es passiert, dann passiert es. Aber ich werde nicht einsam vor mich hinsterben. Und ich werde nicht ohne Kampf gehen. Aus einem sehr guten Grund.

Ich höre Lili husten. Was ich gerade denke, kann ich ihr mit Blinzeln nicht sagen. Aber sie weiß es auch so.

»Bist du das, Rich? Bist du wirklich da drin?«

Lili stand über mich gebeugt, meine Hände fest umklammert.

Ich blinzelte einmal.

»Einmal blinzeln heißt Ja?« Sie schaute den Arzt an.

»Das können Sie verabreden«, sagte er. »Aber gehen wir mal davon aus, denn so war es vorhin, als ich mit ihm sprach. Okay, Richard?«

Ich blinzelte wieder.

»Oh, Rich!«

Wenn wir früher die Nächte durch geredet hatten, konnte ich es kaum abwarten, rüberzubringen, worum es mir ging. Es war mir so wichtig, das Gespräch am Laufen zu halten, Lilis Antwort auf meine Gedanken zu hören, dass ich immer einen Wortschwall losließ, bevor sie überhaupt fertig war. Jetzt genügte es mir, ihr zuzuhören, wie sie mit mir sprach – nicht über mich. Nachdem sie so lange schweigend neben mir gesessen hatte, war ihre Stimme so erfrischend wie ein kaltes Bier an einem heißen Tag.

Sie stellte mir jede Menge Fragen, und ich tat mein Bestes, um ihr zu antworten. Aber wenn Sie es noch nie versucht haben, dann wissen Sie nicht, wie schwierig es ist, ein Gespräch zu führen, bei dem Sie nur Ja/Nein-Fragen stellen dürfen. Lili wollte natürlich wissen, wie es mir ging. Versuchen Sie das mal mit einer oder zwei Blinzelbewegungen zu erklären. Nach einer Weile kam es uns beiden sehr komisch vor.

Viel schlimmer war es, zu hören, wie leid es Lili tat, dass sie es nicht früher gemerkt hatte. Ich hätte ihr zu gern versichert, dass es nicht ihre Schuld war. Tatsächlich verdankte ich ihr mein Leben. Wenn sie den Männern in den weißen Kitteln die Entscheidung überlassen hätte, wäre der Stecker schnell draußen gewesen.

Im Übrigen änderte sich an der Pflegeroutine natürlich nichts, nur weil jetzt alle wussten, dass ich »da« war. Der einzige Unterschied bestand darin, dass die Schwestern jetzt erst zu mir und dann zu Lili etwas sagten, bevor sie die Infusion aufdrehten, wenn sie beschlossen, ich müsste mich ausruhen – was normalerweise nach etwa einer Stunde Wachsein der Fall war.

Und was heißt das alles für mich?

Ganz praktisch gesehen, heißt es wohl, dass sie meine Maschinen jetzt nicht mehr einfach abschalten können. Ich bin am Leben, meine kognitiven Fähigkeiten sind voll da. Ich bin gelähmt, aber von Hirntod kann keine Rede sein. Ich bin lediglich in einem Körper gefangen, der nicht funktioniert. Moralisch gesehen habe ich ein Recht auf Leben wie jeder andere hier im Zimmer.

Aber im Moment ist etwas anderes viel wichtiger. Ich kann kommunizieren. Mit meiner Frau, meinen Töchtern, meinen Freunden – und mit dem Krankenhausteam.

Als Dr. Kako mir meinen Zustand erklärte, sagte er: »Sie

können jetzt Entscheidungen treffen, was Ihre Behandlung und Pflege angeht.«

Aber ich weiß nicht, wie diese Entscheidungen aussehen sollen. Dr. Kako ist schließlich Teil eines Teams, das mir sagt, meine Überlebenschance sei sehr gering.

Wie immer wachte ich auf, ohne dass es jemand merkte. »Jemand« waren in diesem Fall nicht nur Lili und die Krankenschwester; Shannon und Melanie waren auch wieder da. An ihren besorgten Gesichtern konnte ich ablesen, dass sie schon gehört hatten, was los war. Jetzt starrten sie mich beide an und warteten auf ein Zeichen, aber als ich aufwachte, rührten sie sich nicht, also vermutete ich, dass meine Augen schon länger offen waren. Vielleicht hatten sie versucht, mich anzusprechen, und keine Reaktion bekommen. Das musste ihnen das Herz brechen.

Um ihre Aufmerksamkeit zu erregen, blinzelte ich, was das Zeug hielt.

Keine Reaktion.

Blinzelblinzelblinzelblinzel!

Endlich merkte Lili etwas.

»Ich glaube, jetzt ist er wach«, sagte sie.

Sekunden später standen meine Töchter direkt vor mir.

»Dad, bist du wach?« Das war Melanies vorsichtige Stimme, hoch und jung klang sie. Das mussten die Nerven sein.

Ich blinzelte wieder und spürte, dass mir allmählich die Augen wehtaten. Blinzeln kann sehr mühsam sein, wenn es die einzige Möglichkeit ist, sich verständlich zu machen.

Aber das Lächeln der drei Frauen war Belohnung genug. Die Mädchen sahen sich an, dann redeten sie beide gleichzeitig. Keine brachte eine Ja/Nein-Frage zustande, also erklärte Lili ihnen das Verfahren.

Die Freude, dich ich empfunden hatte, als ich Lili gesehen hatte, wurde jetzt verdreifacht, weil sie alle so begeistert waren, mit mir sprechen zu können. Die Stunde musste wie im Flug vergangen sein, denn plötzlich fragte die Krankenschwester, ob ich ein bisschen ausruhen wollte.

Blinzelblinzel. Nein.

Aber sie sah mich mit einem Blick an, der keinen Widerspruch duldete. »Ich glaube schon«, sagte sie. Dann erklärte sie den anderen, sie könnten das Gespräch mit mir fortsetzen, wenn ich mein Nickerchen gemacht hätte.

Ich kann mich nicht erinnern, dass ich in den sechzig Jahren meines Lebens jemals einen solchen Juckreiz am Ellbogen gehabt hätte wie letzte Nacht. Die ganze Zeit. Heute Morgen war er verschwunden, dafür fühlte es sich an, als ob ein paar Stechmücken auf meinem Knie Schlittschuh liefen. Und beide Male habe ich gedacht, ich werde verrückt, weil ich keine Möglichkeit hatte, mich zu kratzen oder jemanden darum zu bitten.

Aber beides war ein Kinderspiel gegen den Juckreiz, den ich jetzt spüre.

Irgendwie, aus Gründen, die mir ein absolutes Rätsel sind, juckt mir der linke große Zeh. Wenn ich es nicht besser wüsste, würde ich annehmen, einer von Melanies Lausejungen kitzelte mich mit einer Feder.

Ich spüre die Wirkung von Propofol und Morphium, die mich auf Befehl der Schwester in den Schlaf schicken. Ich spüre, wie mein Körper nachgibt. Mein Geist ist noch da, aber nicht mehr lange. Macht nichts, ich habe mich daran gewöhnt. Wenn die Wolke sich herabsenkt, hat alles Kämpfen keinen Sinn.

Aber ich würde mich so gern am Zeh kratzen! Nur einmal, bevor ich einschlafe. Ihn gegen seinen Nachbarn reiben, damit die Quälerei endlich aufhört. Ich lege meine gesamte Kraft in den Versuch.

Noch einmal. Und noch einmal, während die Medikamente ihre Wirkung tun.

Noch einmal, ein kräftiger Schub. Einer noch …

Als ich an diesem Tag zum dritten Mal aufwachte, freute ich mich genauso sehr wie beim ersten und zweiten Mal. Erst war ich ein bisschen verwirrt, dann war ich wie elektrisiert, als ich mich erinnerte, dass ich mit meiner Familie gesprochen hatte. Und ich freute mich, dass sie genauso begeistert aufsprangen, als sie merkten, dass ich wieder da war.

Das war überhaupt das Beste: zu wissen, dass ich nicht nur ein Möbelstück war. Ich war am Leben. Ein Mensch. Man redete nicht mehr über meinen Kopf hinweg. Ich war wieder DA.

Aber mehr eben auch nicht. So glücklich meine Familie auch war, mich zu sehen, sie vermieden es, einige unangenehme Wahrheiten anzusprechen. Und ich konnte es ja nicht tun.

Ich war nicht hirntot, ich war bei Bewusstsein und wach. Aber ich hatte keinerlei Möglichkeit, mich zu bewegen, und die Fachleute waren sich nahezu sicher, dass diese Möglichkeit auch nicht wiederkommen würde. Ich lag im Bett, leicht aufgerichtet, angeschlossen an Maschinen und Infusionen, die mich mit Nahrung und Medikamenten versorgten, und so würde es vermutlich bleiben. Was Lili und die Mädchen jetzt sahen, würden sie wahrscheinlich auch noch in einem Jahr sehen.

Wenn ich so lange am Leben blieb. Dr. Kako hatte von vier Monaten gesprochen. Das war die durchschnittliche Lebenserwartung eines Patienten mit Locked-in-Syndrom. Aber das Interessante an Durchschnittswerten ist ja, dass man weit darüber oder darunter liegen kann. Mit anderen Worten: Es konnte vier Monate so weitergehen, aber auch acht Monate oder zwei Wochen. Und es gab nur eine einzige Möglichkeit, es herauszufinden.

Als ich so dalag und mein Bestes tat, um die Fragen meiner Töchter zu beantworten, war ich entschlossen, das Gefühl der Ruhe zu bewahren, das mich in der vergangenen Nacht überkommen hatte.

Ich hatte ja keine andere Chance. Nichts hatte sich verändert, ich war nicht irgendwie »gerettet«. Sie hatten lediglich kapiert, was mit mir los war. Mein Zustand war nach wie vor kritisch, ich lag immer noch auf der Intensivstation und konnte meinen Körper nicht kontrollieren, von den Augenlidern einmal abgesehen. Ich lag nach wie vor im Sterben.

Und was sollte das inzwischen werden? Was für eine Lebensqualität würde ich haben? Konnte ich mir vorstellen, acht Monate so zu verbringen wie jetzt? Dazuliegen und zuzusehen, wie meinen Lieben allmählich die Fragen ausgingen? Wir wussten alle, warum sie da waren. Sie zählten die Tage herunter, bis sie nicht mehr kommen mussten.

Das war nicht fair ihnen gegenüber. Meine Kinder hatten ihr Leben noch vor sich, und auch Lili war zu jung, um für mich den Kasper zu spielen, während mein Körper allmählich dem Grab entgegenrutschte. Sie hatten Jobs, Kinder, ein ganzes Leben, das weitergelebt werden musste. Ich wollte nicht, dass sie noch mehr für mich opferten. Aber wie konnte ich ihnen das sagen?

Noch ein Zwangsschläfchen, noch eine Runde Gespräche, noch ein paar sinnlose Versuche, mich am großen Zeh zu kratzen. Dann hatte ich eine Idee. Ich würde die einzige Macht nutzen, die ich hatte. Meine letzte Karte ausspielen.

Ich würde einfach nicht mehr blinzeln.

Dann würden sie denken, ich wäre weg. Über meine Augen sagte ich ihnen, dass ich noch am Leben war. Wenn ich das nicht mehr tat, hatten die Ärzte irgendwann keine Wahl mehr. Sie würden Lili davon überzeugen, dass ich weg war und dass sie die Maschinen abstellen konnte. Es würde mir das Herz brechen, sie zu verlassen, aber viel schlimmer wäre es, wenn sie ihr Leben für mich aufopferten.

In der Zwischenzeit musste ich allerdings noch ein paar Fragen beantworten. Was auch immer Melanie und Shannon sich ausdachten – ich hörte zu und antwortete. Erst als sie am Abend alle nach Hause gegangen waren, dachte ich wieder über meinen Plan nach. Hatte ich die letzte Frage beantwortet? Hatte ich das letzte Wort gehabt?

Ja.

Dann war jetzt Schluss damit. Mein Körper machte keine Anstalten, wieder in Ordnung zu kommen. Er würde nicht wieder gesund werden. Es war, als hätte man mich in Sand eingegraben und die Flut käme und ich hätte keine Möglichkeit, mich auszugraben.

Das war's. Schluss jetzt. Mich hält hier nichts mehr.

In diesem Moment sah ich, wie sich das Laken über meinem linken Fuß bewegte. Und ich schob das Sterben noch mal auf.

13
D.A.N.K.E.S.C.H.O.E.N

»Kein Wechselgeld.«

Ich krame in meiner Tasche nach den richtigen Münzen. Das Blinklicht an dem Automaten ist unerbittlich. Ich zähle Vierteldollar und Zehn-Cent-Stücke in meine Hand, bevor ich durch die Glasscheibe schaue. Was kann ich mir heute leisten?

Das sieht ja alles so gut aus.

Ich bin der einzige Gast in der Cafeteria. Keine Patienten, keine Krankenschwestern, keine Besucher. Ich kann mir Zeit lassen. Soll ich mal was Neues ausprobieren oder einfach mit meinem bisherigen Lieblingszeug weitermachen? So viele Entscheidungen.

Endlich habe ich meine Wahl getroffen. Ich stecke die Münzen in den Schlitz und höre, wie sie in den Kasten fallen. Keine wird zurückgewiesen, na prima.

Dann drücke ich die dicken Knöpfe.

F und 6

Es dauert einen Moment, dann höre ich das Surren, das die Lieferung ankündigt. F6 gleitet ans Ende der Reihe und fällt herunter. Ich schiebe die Hand durch die Klapptür und hole meinen Einkauf heraus.

Hmmm, mal wieder eine leckere Portion Morphium und Propofol.

Die Nächte waren wirklich schlimm. Tagsüber, wenn Lili und die Mädchen und meine Freunde da waren, ging es mir ziemlich gut. Wir unterhielten uns, wenn uns danach zu Mute war, und ließen es bleiben, wenn uns nichts einfiel. Kein Zwang. Aber am Abend, wenn sie alle nach Hause gingen, merkte ich, wie viel ich noch sagen wollte.

Das Seltsame war, ich vermisste gar nicht so sehr ihre Gesellschaft, sondern ihren Schutz. Ich wusste, ich war im besten Krankenhaus, dass man für Geld kriegen konnte, und ich hatte auch überhaupt keinen Anlass, mich über die Leute im Queen of the Valley zu beschweren. Aber ich fühlte mich so verdammt verletzlich, wie ich da lag, unfähig, mich zu bewegen oder zu sprechen. Ich war eins fünfundachtzig groß und konnte mein eigenes Gewicht auf der Bankpresse heben. Ich hatte den größten Teil meines Berufslebens mit einer Dienstwaffe an der Hüfte und einem Sheriffstern auf der Brust zugebracht, da vergisst man leicht, wie sich Angst anfühlt. Ich war immer ein ziemlich körperbetonter Typ gewesen und kam ganz gut klar – bis zu dem Morgen des Schlaganfalls. Und jetzt war ich auf einmal vollständig auf die Barmherzigkeit anderer Menschen angewiesen.

Die Ärzte und Schwestern und alle dort im Krankenhaus waren fantastisch. Aber sie waren Fremde, und meine Jahre im Polizeidienst hatten mich gelehrt, wie wichtig Rückendeckung ist. Jetzt waren Lili und die Mädchen meine Rückendeckung. Sie würden dafür sorgen, dass mir nichts passierte.

Noch übler als das Gefühl der Einschüchterung in dieser Umgebung, die eigentlich dazu da war, mir zu helfen, war die Erkenntnis, dass es eher schlimmer als besser wurde. In der Nacht, als ich mich mit meinem bevorstehenden Tod abfand, hatte ich keine Angst gehabt. Ich hatte meinen Frieden mit Lili, dem Allmächtigen und der Welt geschlossen. Ich war zufrieden.

Aber jetzt wollte ich nicht mehr sterben, und ich musste erkennen, wie wenig ich mein Leben selbst im Griff hatte. Aus dem Gefühl der Hilflosigkeit heraus hatte ich sogar darüber nachgedacht, mit Blinzeln aufzuhören, um die Not meiner Familie nicht noch zu verlängern, und ich war sehr zufrieden mit dieser Entscheidung gewesen. Aber dann hatte sich mein Zeh bewegt und ich hatte so etwas wie ein rettendes Licht irgendwo am Horizont gesehen. Das gab mir Hoffnung, aber es war unglaublich klein und schwach. Der kleinste Fehler konnte es verlöschen lassen. Ich hatte so viel, für das es sich zu leben lohnte, aber ich hatte nicht die Kraft, es allein zu schaffen. Ich brauchte Lilis Unterstützung, um durchzukommen. Und genau deshalb fühlte ich mich so unendlich hilflos, wenn sie mich abends allein ließ.

Dr. Kako und sein Team waren überrascht über die Bewegung meines Zehs, aber deutlich weniger enthusiastisch, als ich erwartet hatte. Zumindest am Anfang. So wie sie mein Blinzeln zunächst – korrekterweise – als Nervenzuckung interpretiert hatten, so dachten sie jetzt auch über meinen Zeh. Ein Muskelkrampf. Um zu beweisen, dass ich die Bewegung wirklich kontrolliert ausführen konnte, musste Dr. Kako mich dazu auffordern und dann auf eine Reaktion warten.

Eine interessante halbe Stunde später gab er endlich zu, dass seine Anfangsvermutung falsch gewesen war. »Großartig, Richard, Sie machen wirklich Fortschritte.«

Für eine Sekunde fühlte es sich an, als wäre ich aus dem Gefängnis entlassen worden, aber meine Hoffnungen wurden fast sofort wieder zunichte gemacht. Die Profis waren alles andere als überzeugt, dass meine »Fortschritte« irgendeinen Anlass zum Feiern darstellten.

War mein zuckender Zeh ein Hinweis darauf, dass mein gesamter Körper aufwachte? Oder handelte es sich nur um den tapferen letzten Kampf eines Sterbenden?

Sie haben ja schon gesagt, wie selten dieses Locked-in-Syndrom ist. Vielleicht wissen sie selbst nicht so genau, wie es weitergeht.

Meine Mädels jedoch ließen sich von irgendwelchen Realitäten ihren Optimismus nicht nehmen. Sie brachten jede

Menge Familienfotos mit und hielten sie abwechselnd vor mir in die Höhe. Es war toll, die Fotos aus der Zeit zu sehen, als meine Töchter Kinder gewesen waren, und die Bilder von allen möglichen anderen wichtigen Leuten aus meiner Vergangenheit. Mein Leben in Bildern, direkt vor meinen Augen.

Nachdem wir alle Fotos angeschaut hatten, befestigte Shannon einige davon auf einem Brett, das sie auf die Kommode stellte, direkt unter den Fernseher und vor den Spiegel. Sie hatten ja keine Ahnung, was für eine Erleichterung das war. Irgendwann hatte jemand den Spiegel zu mir gedreht, sodass ich mich den ganzen Tag ansehen musste. Und das wollte ich auf keinen Fall.

Aber jetzt wurde es eher noch schlimmer. Ich brauchte ein paar Sekunden, bevor ich begriff, dass Melanie eine Kamera in der Hand hielt. Sie wollte meine Fortschritte feiern, das war mir klar, aber wenn ich mich schon nicht im Spiegel anschauen wollte, war ein Foto ganz bestimmt nicht meine Wahl.

Wie konnte ich sie aufhalten? Ich konnte nur Ja und Nein »sagen«, also nutzte ich die einzigen Mittel, die mir zur Verfügung standen. Ich blinzelte immer wieder und wackelte mit meinem Zeh, bis ich dachte, er würde mir gleich abfallen. Bei jedem anderen hätte man gedacht, es handelte sich nur um nervöse Zuckungen. Bei mir sah es aus wie ein Erdbeben.

Lili merkte es zuerst.

»Willst du uns was sagen?«, fragte sie mich.

Blinzel. Einmal, jetzt hatte ich ja ihre Aufmerksamkeit geweckt.

Sie drehte sich zu meinen Töchtern um. »Was kann es sein?«, fragte sie sich. »Die Kamera?«

Melanie hielt sie hoch und zuckte mit den Schultern. »Ist es in Ordnung, wenn ich dich fotografiere, Dad?«

Blinzelblinzel.

»Ein entschiedenes Nein«, erklärte Lili.

Danke, Liebste.

Ich fürchte, sie verstanden nicht, warum ich nicht fotografiert werden wollte, aber es bedeutete mir sehr viel, dass sie auf mich hörten.

Gott sei Dank für alle Rückendeckung.

Ich schwitze. Jedenfalls fühlt es sich so an. Und mein Herz rast. Jedenfalls fühlt es sich so an. Aber die Geräusche meiner Atemmaschine kommen so regelmäßig wie immer. Ob das Gerät weiß, dass ich gerade geträumt habe?

Manche Leute kriegen Albträume, wenn sie spät abends Käse essen. Jedenfalls wird das behauptet. Aber ein Stück Cheddar ist kein Vergleich mit Propofol. Ich bin so verstört aufgewacht, dass es mich nicht wundern würde, wenn ich aufrecht im Bett säße.

Meine Vergangenheit auf einigen Fotos an mir vorbeiziehen zu lassen, war das eine. Aber ich wollte auch meine Zukunft sehen. Wie viel Zeit mir auch noch blieb, ich wollte das Beste daraus machen.

Die nächsten Tage gingen träge dahin. Shannon musste wieder arbeiten und sich um ihre Familie kümmern, aber sie kam, wann immer sie konnte. Lili bekam Urlaub, und Melanie sagte, sie würde so lange bleiben, wie ich sie da haben wollte. Sie hauste immer noch bei Shannon. Nur Michelle war abgereist. Sie hatte mich zum Abschied geküsst und war zurück nach Alabama geflogen, um sich um ihre Familie und ihren Job zu kümmern.

Verschiedene Freunde kamen immer wieder zu Besuch, und jetzt war die Atmosphäre in meinem Zimmer wesentlich entspannter als am zweiten Tag nach dem Schlaganfall. Nicht gerade Partystimmung, aber die Tatsache, dass ich die Leute hören konnte, machte doch viel aus. Sie sprachen nicht mehr ins Nichts. Einige meiner ersten Besucher hatten sich entsetzlich unwohl dabei gefühlt, nur ihre eigene Stimme zu hören. Jetzt kamen ihre Persönlichkeiten so richtig zur Geltung.

Lili und Melanie taten, was sie konnten, um mich bei Laune zu halten, aber eigentlich mussten sie gar nichts tun. Von dem Moment an, da mein Zeh wieder da war, hegte ich die Hoffnung, dass andere Körperteile folgen würden. Und tatsächlich musste ich gar nicht lange warten.

Eines Morgens, kurz nachdem Lili rausgegangen war, kam eine Schwester herein, sagte Hallo und ging ums Bett, um meine Anschlüsse und Werte zu prüfen. Dann ging sie an meinem ganzen Bett entlang und auf der anderen Seite zurück, um zu schauen, ob die Kissen gut aufgeschüttelt waren. Während ich ihr lässig über die Schulter zusah, hatte ich plötzlich das Gefühl, dass etwas anders war. Es dauerte ein paar Sekunden, bis ich begriff. Dann traf es mich wie ein Schlag.

Seit dem Schlaganfall habe ich meine linke Schulter nicht mehr gesehen.

Meine Augen konnten sich wieder in ihren Höhlen bewegen. Ich musste das sofort austesten, schaute nach links und nach rechts, zur Decke und auf den Boden, immer wieder. Mein Gesichtsfeld hatte sich auf einen Schlag enorm vergrößert.

Es dauerte nicht lange, dann bemerkte die Schwester, was passiert war, und fragte mich, ob ich die Augen mit Absicht bewegte. Als sie sich davon überzeugt hatte, rief sie Dr. Kako.

»Sie können nach links schauen, Richard?«

Es fühlte sich seltsam an, die Bewegung mit so viel Willenskraft zu steuern, aber ich schaute nach links.

»Wunderbar. Nach oben?«

Ich konzentrierte mich wieder.

»Gut. Jetzt nach links und dann nach rechts.«

Das ging auch.

Der Doktor lächelte. »Das wird ihr Leben erheblich erleichtern, denke ich.«

Ich fragte mich, warum. Waren die Augen für ihn ein Zeichen, dass auch der Rest bald wieder zum Leben erwachen würde? Das bezweifelte ich. Es war ja auch nicht so, als ließen sie hier die Champagnerkorken knallen. Warum waren meine Augen so wichtig?

Ich hatte keine Ahnung, aber es würde nicht lange dauern, bis ich die Antwort bekam. Denn ich würde bald in der Lage sein, die Frage zu stellen.

Ich glaube, ich werde mich nie daran gewöhnen, tagsüber ständig einzuschlafen und wieder aufzuwachen. Und meine Familie vermutlich ebenso wenig. Die Hälfte der Zeit wissen sie nicht, ob ich wach bin oder nicht. Manchmal tauche ich auf, während Lili und Melanie mir gerade eine Frage stellen. Ich kann zwar jetzt die Bewegungen meiner Augen steuern, aber sie gehen immer noch auf, ohne dass ich es ihnen befehle.

Manchmal werde ich wach und finde mich so im Nebel, dass ich denke, ich träume noch.

Heute bin ich sicher, dass ich wach bin, aber da ist eine fremde Frau im Zimmer, die meine Familie bittet, mit ihr zu kommen. Ist sie wirklich da? Jedenfalls habe ich sie noch nie gesehen. Geht sie mit ihnen zur dem Medizinautomaten in der Cafeteria, von dem ich geträumt habe?

Ich bin gespannt, was sie mitbringt, wenn sie zurückkommt …

Die Fremde stand direkt neben mir.

»Hallo, Richard«, sagte sie. »Mein Name ist Susan, und ich bin Ihre Sprachtherapeutin.«

Aha, alles klar, ich träume also noch. Was soll ein Mann mit einem Schlauch im Hals und keinerlei Kontrolle über seinen Mund mit einer Sprachtherapeutin?

Es war, als hätte sie mich gehört.

»Ich hoffe, ich kann Ihnen später helfen, tatsächlich wieder zu sprechen«, erklärte sie. »Zunächst will ich Ihnen aber eine andere Form der Kommunikation zeigen. Dr. Kako meint, Sie wären jetzt bereit dafür.«

Wofür sollte ich bereit sein?

Wenn sie mir nicht das Flaggenalphabet beibringen wollte, am besten mit einer winzigen Flagge, die an meinen großen Zeh geklebt war, dann konnte ich mir nicht vorstellen, was für Pläne sie hatte. Ich sah Lili an in der Hoffnung, dass sie meine Gedanken verstehen und Susan mitteilen würde. Aber sie lächelte nur, und Melanie lächelte auch. Und zwar nicht mit diesem tapferen Lächeln, das Krankenhausbesucher normalerweise im Gesicht haben, sondern richtig glücklich.

»Also«, fuhr Susan fort. »Haben Sie so was schon mal gesehen?«

Sie hielt eine weiße Tafel in die Höhe, etwa so groß wie ein DIN-A4-Blatt und in fünf Bereiche unterteilt. In jeder Ecke waren Buchstaben aufgedruckt, die Mitte war frei.

Blinzelblinzel.

»Das ist eine Buchstabiertafel. Aber denken Sie sich das Ding einfach als Hotline zu Ihrer Familie.«

Mir kam das alles so unsinnig vor, dass ich in Versuchung war, einfach die Augen zu schließen. Das war meine ultimative Waffe. Aber ich beschloss, ihr eine Chance zu geben, auch wenn eine Hotline, soweit ich wusste, eigentlich ein Telefon war. Und ein Telefon würde ich sicher noch lange nicht benutzen. Eigentlich hatte ich mich damit abgefunden, dass ich vielleicht nie wieder telefonieren würde.

Susan ließ sich nicht beirren und erklärte mir, wie die

Buchstabiertafel funktionierte. Sie bat mich, mir ein kurzes Wort auszudenken.

Bike.

Meine Harley konnte ich wohl auch abschreiben.

»Haben Sie ein Wort?«

Blinzel.

»Gut. Ich halte jetzt die Tafel vor Sie hin, und Sie suchen sich bitte den ersten Buchstaben des Wortes.«

Ich schaute nach oben links, wo die Buchstaben von A bis F standen.

»Schauen Sie hierhin?«, fragte Susan, die meinem Blick gefolgt war, und tippte dorthin.

Blinzel.

»Gut. Jetzt gehe ich die Buchstaben in dieser Ecke durch, und wenn ich zu dem Buchstaben komme, den Sie meinen, dann blinzeln Sie bitte.«

Blinzel.

»A«, sagte sie und wartete. »B.«

Blinzel.

»B?«

Blinzel.

»Prima. Dann schreibe ich das B jetzt hier in die Mitte.«

Sobald das geschehen war, nahmen wir uns den zweiten, dritten und vierten Buchstaben vor. Es dauerte eine Weile, aber am Ende konnte ich das Wort sehen: Bike. Noch vor ein paar Minuten war das Wort in meinem Kopf eingesperrt gewesen. Jetzt hatte ich es, ohne einen Ton von mir zu geben, auf die Tafel gebracht. Und das hieß, es war jetzt auch in allen anderen Köpfen in diesem Zimmer.

Ich habe gerade zum ersten Mal gesprochen!

Als ich am Morgen aufgewacht war, hatte ich keine Ahnung gehabt, was für ein großartiger Tag das werden würde. Nicht sprechen zu können ist fast genauso schlimm wie die Unfähigkeit, sich zu bewegen. Aber jetzt hatten wir diese schlichte Tafel und einen Stift, und ich konnte meiner Frau und meinen Kindern wieder meine Gedanken mitteilen. Unglaublich! Ein absoluter Höhepunkt meines Lebens. So einfach und doch eine solche Veränderung! Als Susan mich bat, es mit einem längeren Wort zu versuchen, gab es nur eins.

D.A.N.K.E.S.C.H.O.E.N.

Ich hatte noch nie eine Sprachtherapeutin kennengelernt. Auf jeden Fall hatte ich noch keine Sprachtherapeutin weinen sehen. Aber da standen sie, Susan und Lili, und kämpften beide mit den Tränen. Das hatte ich nicht gewollt, mir war es nur darum gegangen, meine tief empfundene Dankbarkeit auszudrücken.

Was stellst du dich so an, hat sich noch nie ein Locked-in-Patient bedankt, der gerade dem Tod von der Schippe gesprungen ist?

Als die Zeit um war, gratulierte mir Susan – jetzt wieder ganz gefasst und professionell – zu der gelungenen ersten Sitzung und sagte, sie würde die Tafel da lassen. Lili wollte sich unbedingt mit mir unterhalten – Susan hatte ihr und Melanie den Gebrauch der Tafel erklärt, während ich geschlafen hatte –, aber ich hatte ein dringenderes Anliegen. Das erste Wort, das ich buchstabierte, nachdem ich »Hallo« gesagt hatte, war: »Warm.«

»Dir ist warm?« Lili zog unwillkürlich ihre Jacke um sich, sie spürte die Hitze offenbar nicht. »Soll ich dir einen Ventilator besorgen?«

Blinzel.

»Wird gemacht. Und nun, wie fühlst du dich nach dieser Sitzung?«

Ich hätte in diesem Moment so viele Dinge buchstabieren können und sollen, aber mir kam nur ein einziger Gedanke in den Sinn:

M.U.E.D.E.

Lili sackte ein bisschen in sich zusammen. Sie wollte endlich wieder richtige Zeit mit mir verbringen, und jetzt steuerte ich unser Gespräch in eine Sackgasse. Aber ich konnte nichts dagegen tun, ich war absolut fertig.

Ich hatte eine halbe Stunde lang nichts anderes getan, als in unterschiedliche Richtungen blicken, aber für mich fühlte es sich an, als hätte ich beim Iron Man mitgemacht. Zum ersten Mal in meiner Zeit auf der Intensivstation fühlte ich mich absolut am Ende. Meine Augen waren Teil meines Körpers, und nachdem sie das einzige waren, was ich steuern konnte, verstand es sich wohl irgendwie von selbst, dass ich nach dieser Anstrengung erschöpft war.

Aber ich war nicht nur körperlich erschöpft, ich war auch vollkommen überwältigt von der geistigen und vor allem emotionalen Anstrengung. Ich hatte nur ein paar einfache Wörter buchstabiert, aber jetzt war ich mit meiner Kraft am Ende. Ich war so müde, dass selbst mein frisch erwachter Optimismus dahinschwand. Jetzt hatte ich eine Rettungsleine hinaus in die richtige Welt, aber wie lange würde das so gehen? War dies ein echter Hoffnungsschimmer oder nur die letzte Anstrengung eines Sterbenden?

U.N.D. W.E.N.N. I.C.H. D.I.E. F.R.A.G.E. S.T.E.L.L.E. K.E.N.N.T. J.E.M.A.N.D. D.I.E. A.N.T.W.O.R.T?

14
Wie soll es weitergehen?

Was wäre gewesen, wenn ich nie gelernt hätte zu blinzeln? Wenn ich nie die Fähigkeit wiedererlangt hätte, meine Augen zu bewegen? Wo wäre ich dann jetzt? Es ist Tage her, seit Lili gesagt hat, sie wolle die Maschinen nicht abstellen lassen. Aber wie lange hätte sie das durchgehalten? Wie lange kann man immer wieder in ein Zimmer kommen und neben einem Körper sitzen, der nur einen Klick davon entfernt ist, eine Leiche zu sein?

Die Buchstabiertafel bereicherte mein Leben in einem Maß, das niemand draußen sich hätte vorstellen können. Zunächst einmal hatte sie zur Folge, dass jetzt ein Ventilator auf mein Gesicht gerichtet war. Aber es dauerte nicht einmal einen Tag, dann betrachtete ich ihn schon als zornerregendes Symbol meiner Hilflosigkeit. Dass ich meine Augen wieder bewegen konnte, war ein großer Durchbruch, vor allem so kurz nach der Sache mit dem Zeh. Aber als die nächsten vierundzwanzig Stunden um waren und nichts Neues dazugekommen war, fühlte ich die Enttäuschung. Keine weiteren Zehen, keine Finger. Ich konnte meine Zunge nicht bewegen und nicht schnüffeln. Meine Genesung schien stecken zu bleiben, kaum dass sie begonnen hatte.

Was hatten die Ärzte gesagt, als sie zum ersten Mal mit mir über das Locked-in-Syndrom sprachen? 90 Prozent aller Patienten konnten sich nie wieder bewegen. Bildete ich mir nur etwas ein, wenn ich glaubte, der Zeh und die Augen seien der Beginn einer vollständigen Genesung?

Und was, wenn es nicht mehr weitergeht?

Ich wünschte wirklich, ich hätte eine weiter verbreitete Krankheit, die von der Medizin besser erforscht war. Natürlich hatte Lili seit der Diagnose das Internet durchforstet, weil sie hoffte, irgendwelche Bücher zu finden, die ihr sagten, wie sie und die Familie mit diesem Szenario umgehen konnten, aber die Online-Informationen bezogen sich nur auf den klinischen Bereich und waren außerdem spärlich und leider auch noch widersprüchlich. Kein Wunder, dass meine Ärzte so schweigsam waren. Sie konnten nicht vorhersagen, wie meine Genesung fortschreiten würde. Sie reagierten lediglich auf das, was sie sahen.

Also beschloss ich, dass es keinen Sinn hatte, die Frage zu buchstabieren, die mir innerlich auf den Nägeln brannte. Ich wollte die Wahrheit über meinen Zustand erfahren, und bisher hatte ich das Gefühl gehabt, dass man sie mir nicht vorenthielt. Aber wenn ich jetzt fragte, ob ich je wieder sprechen, stehen, gehen würde, dann würden die Ärzte zugeben müssen, dass sie das nicht wussten. Und das wollte ich nicht hören. Im Übrigen war die Arbeit mit der Buchstabiertafel nach wie vor unvorstellbar anstrengend. Wenn ich das Gefühl hatte, ich käme in einem Gespräch ohne sie aus, dann versuchte ich, mit Blinzeln durchzukommen.

Trotz all meiner Ängste wurde mir bald klar, dass die Ärzte mich nicht aufgegeben hatten. Ich wusste nicht, ob sie irgendwo einen Experten für das Locked-in-Syndrom aufgetrieben oder die medizinischen Fachzeitschriften durchwühlt hatten, aber eine Woche nach meiner Einlieferung in die Intensivstation kam Dr. Kako zu mir und sagte: »Wir würden mit Ihnen gern über unsere weiteren Pläne sprechen, ist Ihnen das recht?«

Ich blinzelte.

Damals in der Notaufnahme hatten sie mir gesagt, ich würde vor jeder größeren Entscheidung befragt, aber dies war das erste Mal seit dem Gespräch über das Medikament zur Auflösung des Blutgerinnsels. Ich wappnete mich also innerlich, denn ich hatte ja keine Ahnung, was Dr. Kako vorhatte.

»Wir haben Ihr Zwerchfell überwacht und glauben, es gibt erste Anzeichen, dass es gern wieder arbeiten würde.«

Das war ja eine komische Formulierung. Was konnte mein Zwerchfell schon wollen?

»Wenn Sie wieder selbstständig atmen könnten, dann könnten wir die Maschinen zurückfahren«, fuhr er fort und kam damit meiner Frage zuvor. »Das wäre der erste Schritt auf dem Weg zu einer Rückeroberung Ihres Körpers.«

Klingt fantastisch. Und was kostet das?

»Aber es gibt natürlich auch Risiken.« Allmählich fragte ich mich, ob er vielleicht Gedanken lesen konnte. »Wir wissen nicht, wann Ihr Zwerchfell wieder anspringt, und wenn wir es jetzt testen, dann müssten wir Ihnen den Schlauch aus der Luftröhre entfernen und Sie wären ein paar Augenblicke ohne Luft. Wir hoffen natürlich, dass sich Ihre Lungen dann auf natürliche Weise wieder füllen. Aber wenn sie das nicht tun, müssen wir den Schlauch wieder reintun.« Sein Blick war voller Mitgefühl. »Sie wären bei vollem Bewusstsein, und es kann durchaus sein, dass es wehtut.«

Und die Alternative?

»Die andere Möglichkeit wäre, Sie zum Schlafen zu bringen, den Schlauch zu entfernen, während Sie schlafen, und einen Kehlkopfschnitt zu setzen. Einen Schnitt in Ihre Kehle in der kleinen Vertiefung unterhalb des Adamsapfels. Da würden wir dann einen kleinen Schlauch einsetzen, der nur einen halben Zentimeter Durchmesser hat, und ihn in Ihre Luftröhre schieben. Der Schlauch hat einen kleinen Ballon am einen Ende, der die Luftröhre abschließt, sodass Sie nicht durch Nase oder Mund atmen können. Sie würden also weiterhin beatmet, aber auf diese Weise könnten wir viel leichter feststellen, wie kräftig Ihre Lungen sind.«

Und wenn mein Zwerchfell sich als stark genug erwies, konnten sie den Schlauch mitsamt dem Ballon ganz leicht entfernen, sodass ich wieder normal atmen konnte.

Der Doktor ließ mich ein paar Augenblicke über die Alternativen nachdenken, aber ich hatte mich bereits entschieden.

Schließlich fragte er mich: »Also, Richard, brauchen Sie noch mehr Informationen?«

Blinzelblinzel.

»Gut. Würden Sie dann zustimmen, dass wir den Luftröhrenschnitt machen?«

Blinzel.

»Nur um sicherzugehen: Sollen wir das machen?«

Blinzel.

»Gut. Dann ist das damit entschieden.«

Als ich zusah, wie Dr. Kako routinemäßig meine Vitalwerte überprüfte, war ich stolz auf meine Entscheidung. Psychologisch gesehen war es ein wichtiger Meilenstein. Alles andere bis auf das erste Medikament war hier von anderen Leuten entschieden worden. Diesmal hatte nur einer zu entscheiden gehabt, und das war ich.

Aber als der Arzt hinausgegangen war, überfielen mich alle möglichen widerstreitenden Gefühle. Auf der einen Seite schien das Angebot mit dem Luftröhrenschnitt der Beweis zu sein, dass sie glaubten, ich machte Fortschritte. Andererseits – sie würden mir die Kehle aufschneiden und mir wieder einen Schlauch in die Luftröhre schieben. Wie auch immer ich die Sache betrachtete, das war schon ein extremer Schritt. Sollte ich mir Sorgen machen? Wussten sie, was sie taten? Wie viele Locked-in-Patienten hatten sie hier schon behandelt? War ich für sie ein Patient oder ein spannendes Forschungsobjekt?

Ich will kein Meerschweinchen sein.

Und dann musste ich noch etwas Drittes bedenken. Wer

konnte wissen, ob meine Lungen wirklich wieder arbeiten würden? Die Ärzte wussten es nicht, ich wusste es nicht. Ich verstieß schon gegen alle Wahrscheinlichkeiten, weil ich meine Augen und den Zeh wieder bewegen konnte. Sie mussten es ausprobieren, es gab keine Regeln für das, was sich hier tat oder nicht tat. Und wenn jetzt der Chirurg die Schläuche entfernte und ich nicht atmen konnte? Würden sie es überhaupt sehen? Ich konnte ersticken, bevor irgendjemand etwas merkte.

Als ich die Narkose bekam, schwammen die Zweifel immer noch in meinen Gedanken herum. Und als um mich herum alles schwarz wurde, fragte ich mich, ob ich nicht womöglich einen schweren Fehler begangen hatte.

Doch zum Glück wurde mir schon beim Aufwachen klar, dass die Operation ein Erfolg gewesen war. Ich hatte zwar jede Menge Schmerzmittel im Leib, aber den Schlauch in meinem Hals konnte ich trotzdem spüren. Der Gummiblock war weg, aber ich konnte ihn nicht nur immer noch riechen und schmecken, ich konnte ihn auch immer noch fühlen.

Mein Mund war jetzt zu, sagte man mir – warum tat er dann immer noch weh, als hätte man ihn aufgerissen wie eine lästige Schwingtür im Wind?

Sobald ich die Kraft dazu hätte, würde ich mithilfe meiner Buchstabiertafel danach fragen. Im Moment musste ich mich nur beruhigen und die nächste Phase meiner Behandlung akzeptieren. Positiv denken. Der Schlauch in meiner Kehle war weg, doch das tröstende Zischen der Beatmungsmaschine war immer noch da.

Wie das wohl sein wird, wenn sie sie abschalten?

Noch zwei Tage, dann würde ich es erleben.

Ich möchte so viel fragen. So viele Dinge. Wo soll ich anfangen? Oder soll ich lieber meine Kräfte aufsparen? Ich bin noch lange nicht auf der sicheren Seite, das ist klar. Und es bringt nichts, Fragen zu stellen, wenn mir die Antworten nicht gefallen.

Ich hatte gedacht, die nächste große Herausforderung würde kommen, wenn sie die Beatmungsmaschine abstellten, aber da irrte ich mich. Ich atmete jetzt zwar durch einen anderen Schlauch, aber sonst hatte sich nichts verändert. Ich hing immer noch an der Maschine, und nach wie vor sammelte sich der Speichel in meinem Mund und in meiner Kehle. Ich musste also immer noch abgesaugt werden.

An den kleinen Schlauch zum Absaugen meines Mundes hatte ich mich gewöhnt, er war eher lästig als unangenehm oder schmerzhaft. Wie bei einem Zahnarztbesuch, war der Ton des Geräts schlimmer als die Behandlung selbst. Während des Absaugens schweiften meine Gedanken oft weit ab. Ich nahm an, so würde es weitergehen, aber mein Körper hatte leider anderes mit mir vor.

Das Absaugen geschah stündlich oder alle zwei Stunden, rund um die Uhr. Meistens merkte ich gar nichts davon, weil die Schwestern es vorzugsweise erledigten, wenn ich schlief. Aber als ich nach dem Kehlkopfschnitt aus der Narkose erwachte, kam eine Krankenschwester sofort herein und steuerte auf die Absaugpumpe zu.

Sie hatte sich seit meiner Ankunft auf der Intensivstation schon Dutzende Male versorgt und war immer freundlich und vorsichtig gewesen, auch vor der Locked-in-Diagnose. Im Grunde genommen hatte sie ihr Verhalten kaum ändern müssen, weil sie mich von Anfang an direkt angesprochen hatte. Jetzt kam sie lächelnd auf mich zu und beugte sich mit der Absaugpumpe über mich.

»Okay, Richard, Sie wissen ja, was jetzt kommt.«

Blinzel.

Tatsächlich war das aber auch schon das Einzige, was ich

wusste. Ich hatte mit der üblichen, vertrauten Prozedur gerechnet, aber als die Schwester mit dem Schlauch an meinem Kehlkopfschnitt herumfummelte, wurde mir schnell klar, dass etwas anders war.

Ich schnappte nach Luft, als sie den Schlauch aus meiner Kehle zog. Anders konnte ich ja nicht atmen.

Was macht sie denn da, zum Teufel?

In Wirklichkeit schnappte ich natürlich überhaupt nicht nach Luft, das konnte ich ja nicht. Dafür hatte ich nicht die Kraft. So viel zum Thema Zwerchfell. Die Operation war offenbar vollkommen umsonst gewesen, und jetzt wurde sie zu einem echten Schrecken.

Das Loch in meinem Hals wurde offenbar durch eine Art Stöpsel offen gehalten. So blieb der Einschnitt offen, als der Beatmungsschlauch herausgezogen wurde, und ich spürte, wie der andere Schlauch seinen Platz einnahm. Dann spürte ich irgendwo tief in meiner Luftröhre das Summen des kleinen Saugers, der alle Flüssigkeit in sich aufnahm. Und ich hörte ihn auch.

»Das war's schon fast«, sagte die Schwester.

Es konnte nur ein paar Sekunden gedauert haben, aber inzwischen hatte ich jedes Zeitgefühl verloren. Die Pumpe klang schlimmer, als sie sich anfühlte, aber wirklich schlimm war die Unfähigkeit zu atmen. Es fühlte sich an, als hätte mir jemand eine Plastiktüte über den Kopf gestülpt – und zwar jemand, der freundlich lächelte, während er sie zuhielt.

Sie bringen mich um!

Rechts von mir war die Beatmungsmaschine zu hören, die Atemzüge herausblies, ohne dass sie mich erreichten. Ein, aus, ein, aus.

In meinem Inneren brannte es. Meine Lungen fühlten sich an, als würden sie platzen. Das konnte doch nicht die einzige Möglichkeit sein, mich vom Speichel zu befreien!

Warum hatte mir Dr. Kako das nicht gesagt, als wir über den Kehlkopfschnitt gesprochen hatten? Wenn ich hätte entscheiden müssen, ob ich lieber ertrank oder erstickte, während eine lächelnde Mörderin in meiner Kehle herumsaugte, hätte ich mich in diesem Moment wohl eher fürs Ertrinken entschieden. Das wäre zumindest das Werk meines eigenen Körpers gewesen.

»Und schon erledigt.«

Ja, erledigt. Das Saugen stoppte, der Schlauch wurde herausgezogen. Das Kratzen von Plastik auf Plastik drehte mir fast den Magen um. Dann noch mal dasselbe Gefühl, als sie den Beatmungsschlauch wieder reinsteckte. Aber es war mir egal, denn der erste Atemzug war wie Nektar und Ambrosia. Ich war regelrecht high. Für eine Sekunde fühlte ich mich restlos glücklich, einfach, weil ich wieder atmen konnte, weil mir die schlichteste Aktivität eines normalen Menschen wieder möglich war.

Aber ich bin kein normaler Mensch mehr. Und ich bin nicht sicher, ob ich es je wieder sein werde.

Das hatte ich mir bisher noch nicht richtig eingestanden, aber jetzt kam ich um die Erkenntnis nicht mehr herum.

Wo ist meine Buchstabiertafel? Wie lange brauche ich, um »Stopp« zu buchstabieren? Zu lange. Mindestens eine Minute. Und sie brauchen nur halb so lange, um mich umzubringen. Ich muss mir etwas anders überlegen, ein Sicherheitswort. So kann ich nicht leben. Das ist ja Folter!

Das Ganze hatte weniger als dreißig Sekunden gedauert, aber angefühlt hatte es sich wie eine halbe Stunde. Selbst als ich die ersten wunderbaren Atemzüge genoss, wusste ich, dass die Prozedur in ein, zwei Stunden wieder fällig sein würde. Und diese Aussicht war fürchterlich.

Tatsächlich passierte sechzig Minuten später wieder das Gleiche: ausstöpseln, einstöpseln, absaugen, ausstöpseln, einstöpseln. Und es war genauso schmerzhaft wie beim ersten Mal. Ich versuchte es auszublenden, versuchte mich wegzudenken wie früher, aber ohne Erfolg. Ich wollte sagen: »Lieber Gott, bitte mach, dass das aufhört«, aber selbst mit der Buchstabiertafel wäre alles vorüber gewesen, bevor ich auch nur das erste Wort fertig gehabt hätte.

Wenn meine Familie da war, wurde alles ein bisschen besser, aber selbst Lilis Gegenwart konnte meine Angst vor dem Absaugen nicht dämpfen. Jedenfalls dachte ich das. Erst als sie abends nach Hause ging begriff ich, dass sich weiterhin Schleim in meiner Kehle bilden würde. Ich würde auch in der Nacht abgesaugt werden, und jetzt musste ich allein damit klarkommen. Grauenhaft. Ich fragte mich, ob die Nachtschicht genauso gut trainiert war wie die Leute, die tagsüber mit mir befasst waren. Wussten sie überhaupt, was sie da taten?

Meine Medikamente wurden auf Schlafen eingestellt. Ich betete, dass sie mich gut durch die Nacht bringen würden. Das war offenbar auch der Plan des Teams auf der Intensivstation, aber die Albträume kamen trotzdem. Ich träumte vom Ersticken, und als ich die Augen öffnete, begriff ich, dass ich nicht geträumt hatte.

Die Nachtschwester war genauso kompetent wie ihre Kollegin aus der Tagschicht, aber wenn man mit dem Gefühl aufwacht, dass man keine Luft mehr bekommt, ist das nie angenehm.

Kein Wunder, dass ich über dem stündlichen Horror des Absaugens vergaß, warum der Kehlkopfschnitt gemacht worden war. So überraschte es mich, als ein paar Tage später einer von Dr. Kakos Kollegen kam, um den Plan des Teams in die Tat umzusetzen. Sie hofften, mein Zwerchfell würde wie mit einem Kickstarter wieder anspringen, wenn sie mich von der künstlichen Beatmung abkoppelten. Und ich wusste ja inzwischen, dass der Schlauch in wenigen Sekunden wieder eingesetzt werden konnte, nachdem die Schwestern genau das zwei Tage lang immer wieder getan hatten.

Dummerweise wusste ich aber auch, dass meine Lungen nicht arbeiteten, wenn der Schlauch draußen war. Was sollte also der Test?

Doch der Arzt dachte einen Schritt weiter als ich und erklärte mir, solange der Ballon meine Luftröhre abschließe, könnte ich gar nicht atmen, auch wenn es meinem Zwerchfell prima ginge. Deshalb würden sie für den Test die Luft aus dem Ballon lassen.

»Und dann sehen wir, was Ihre Lungen machen.«

Sie wollten mir also nicht nur die Luft abschalten, es würde auch viel länger dauern, alles wieder in Ordnung zu bringen, wenn es nicht funktionierte. Wie lange konnte ich überleben, ohne zu atmen? Wussten die Ärzte das? Ich war schon so schwach, wie viel konnte ich noch aushalten? Sie hatten eine Wette laufen, dass meine Lungen und mein Zwerchfell wieder anspringen würden. Aber wenn sie sich irrten, sah ich dem Tod in die Augen.

Ich hatte jede Menge Zweifel, aber als der Arzt mich fragte, ob ich bereit sei, konnte ich nur eine Antwort geben.

Blinzel.

»Okay«, erwiderte er und gab dem Rest des Teams grünes Licht.

Die Schwester hinter ihm schaltete die Maschine ab. Gleichzeitig zog ein anderer Arzt den Beatmungsschlauch aus meinem Hals. Der Ballon fiel in sich zusammen, meine Atemwege waren frei.

Eine Sekunde. Zwei Sekunden, drei, vier.

Los, mach schon!

Der Arzt schaute mich an, als wollte er mich anfeuern. Aber sein Leben hing ja nicht davon ab.

Als ich bis zehn gezählt hatte, wünschte ich mir nur noch eins: Die Maschine sollte wieder eingeschaltet werden. Es funktionierte nicht. Da war nichts. Nur meine riesengroße Angst.

Elf, zwölf, dreizehn …

Ich hörte auf zu zählen und verlor allmählich das Zeitgefühl. Ich stellte mir vor, ich wäre auf Hawaii beim Tauchen und meine Sauerstoffflasche wäre gerade leer. Jetzt paddelte ich hektisch und mit brennenden Lungen nach oben zur Wasseroberfläche. Meine Schwimmflossen machten mich ungeheuer schnell, aber nicht schnell genug.

Ich schaffe es nicht. Es dauert zu lange …

Noch mal paddeln.

Es nützt nichts, ich schaffe es nicht.

Mein ganzer Körper war angefüllt mit Panik. Ich wollte nur noch eins: Luft. Sie müssen gesehen haben, wie meine Augen von links nach rechts schnellten. Sie müssen gesehen haben, wie meine Pupillen immer größer wurden und wie ich hysterisch blinzelte.

Vor einer Woche war ich bereit gewesen zu sterben. Ich war ganz ruhig gewesen, der Weg war klar. Ich war sogar bereit gewesen, den Ärzten zu glauben, dass ich hirntot sei, um meiner Familie weitere Qualen zu ersparen. Aber seit ich mit dem Zeh wackeln konnte, war alles anders. Jetzt wollte ich kämpfen, jetzt wollte ich bei meiner Frau und meinen Töchtern sein.

Und ich wollte auf keinen Fall, dass die Leute, die dazu angestellt waren, mir zu helfen, mich umbrachten.

Das Geräusch der Beatmungsmaschine traf mich noch vor dem ersten Atemzug. Als er endlich in meine Lungen eindrang, hätte ich am liebsten geweint, so froh war ich. Wie lange war ich abgekoppelt gewesen? Für mich fühlte es sich an, als wären es Minuten gewesen. Aber es war mir gleichgültig. Ich war am Leben.

Ich brauchte eine Maschine, um zu atmen, aber ich lebte und dachte. Das reichte mir.

Verdammt noch mal, wieso haben wir uns nicht im Voraus auf ein Codewort geeinigt? Sie müssen wissen, dass es eng wird, wenn ich die Augen auf eine bestimmte Weise bewege. Ich habe ja nur meine Augen, um zu sprechen, das wissen sie doch. Warum achten sie nicht darauf, wenn sie solche Sachen mit mir machen?

Das Experiment hatte nicht funktioniert, aber sie machten trotzdem weiter. Nach dem Schock mit dem Kehlkopfschlauch zögerte ich mit meiner Einwilligung, aber ich kämpfte die Angst nieder, weil ich begriff, dass sie gute Gründe für ihr Tun und ihre Vorschläge hatten.

Sie glaubten an mich.

Und vielleicht wurde es Zeit, dass ich ebenfalls an mich glaubte.

Der neueste Plan sollte mich stärker machen und meine Abhängigkeit von den Infusionen verringern. Solange ich noch auf der Intensivstation war, machte es nicht viel, aber mittel- und langfristig würde ich auf diese Weise mehr Mobilität erlangen. Trotzdem zögerte ich. Weil es bedeutete, dass sie mir den Bauch aufschneiden mussten.

Seit meiner Ankunft im Queens war ich durch Infusionen ernährt worden. Aber nachdem es jetzt so aussah, als würde ich doch länger leben als vorhergesagt, mussten sie meinen Gewichtsverlust aufhalten und mir etwas Richtiges zu essen geben. Mein Hals war aber belegt und mein Mund arbeitete nicht, also wollten sie mir das Essen durch einen Schlauch direkt in den Magen geben. So konnte ich mit einer lokalen Nahrungsquelle versorgt werden, beispielsweise mit einem Beutel, der auf meinem Bauch lag. Wenn die Mahlzeit vorbei war, konnten sie den Beutel wegnehmen und den Anschluss verschließen. So konnte ich mich bewegen, ohne dass mich der Infusionsständer behinderte. Falls ich jemals wieder meine Gliedmaßen bewegen konnte.

In der Theorie klang das alles sehr vernünftig. In der Praxis war ich aber nicht so sicher. Ich hatte gar nicht gemerkt, dass ich nichts gegessen hatte. Ich konnte mich an kein Hungergefühl erinnern. Und Durst hatte ich nur gehabt, weil es so heiß war, das war mit einem feuchten Tuch für meine Lippen schnell behoben. War diese Operation also wirklich nötig? Wollte ich einen Direktanschluss für meinen Magen?

Außerdem konnte niemand vorhersagen, wann die Anschlüsse auf meinem Handrücken zum Problem werden würden. Ich konnte immer noch nichts bewegen außer meinem großen Zeh und den Augen, und so weit wir alle wussten, würde sich das so bald auch nicht ändern. Und schließlich – wenn diese Prozedur genauso schrecklich war wie der Zwerchfelltest, dann wollte ich sie eigentlich nicht über mich ergehen lassen.

Mein Bauchgefühl riet mir also, die Operation zu verweigern. Aber dann bedachte ich die Konsequenzen. Würde ich dann länger im Bett bleiben müssen als nötig? Natürlich hatte ich keine Garantie, dass sich mein Zustand verbessern würde, aber – und das war ein großes Aber – wenn er es doch tat, wollte ich dann nicht so gut vorbereitet sein wie möglich?

Also stimmte ich zu.

Gut, dass ich Kriminaltechnik unterrichtet habe. Sonst würden mir die meisten Dinge hier vorkommen wie aus dem Folterkatalog eines Verrückten. Mir ist immer noch nicht ganz klar, was hier vor sich geht. Und ich weiß auch nicht, ob es den anderen so ganz klar ist.

Ich muss ihnen vertrauen, weil ich nur sie habe. Aber ehrlich, haben sie so jemanden wie mich schon mal behandelt? Sind sie jemandem wie mir schon mal begegnet?

Es handelte sich um eine eher kleine Operation, sagte man mir, sodass ich nicht in den OP umziehen musste, sondern auf der Intensivstation bleiben konnte. Sie würden mich einfach in Schlaf versetzen wie unzählige Male zuvor.

Als ich aufwachte, schaute ich zu meiner rechten Hand. Ein Schlauch weniger.

Mein Hemd war vorne offen, und auf meiner Brust lag, aufgerollt wie ein Gartenschlauch, eine etwa 30 Zentimeter lange Sonde. Erst wollte ich erschrocken wegschauen, aber dann obsiegte doch eine morbide Faszination, und ich folgte den Schlingen bis zu dem Anschluss an meinem Magen. Mein Gehirn brauchte eine Weile, aber irgendwie ergab das Ganze Sinn. Der Schlauch verschwand in meinem Körper.

Das Ärzteteam hatte den Anschluss wohl getestet, solange ich noch schlief, denn es dauerte noch ein paar Stunden, bis ich miterlebte, wie das Ganze vor sich ging. Eine Schwester kam mit dem fröhlichen Ausruf »Abendessen!«, dann fragte sie mich, ob sie mir den Beutel anschließen dürfte – blinzel – und knipste meine Magensonde in die Öffnung. Die Flüssigkeit in dem Beutel war hellbraun und dickflüssig wie eine Art traurige Vanillesoße. Ich hatte keine Vorstellung, um was es sich dabei handelte – sicher nicht um Vanillesoße. Der Beutel lag schwer und kühl auf meinem Magen. Nach einer halben Stunde war er leer, und der Schlauch wurde wieder verschlossen.

Schon klar – was reinkommt, muss auch wieder raus. Und bei all meinen Fortschritten blieb die Windel ein großes seelisches Problem für mich. Ich kam einfach schwer damit zurecht, dass mir fremde Leute den Hintern abwischen mussten. So kampfbereit ich jetzt auch war, so sehr ich bereit war, alles Nötige zu tun, um wieder gesund zu werden, die Windelprozedur blieb ein Problem.

Als ich Lili das nächste Mal sah, war sie froh gestimmt. Ich versuchte, alle Gedanken an professionelle Fröhlichkeit aus meinem Kopf zu verbannen. Wie immer beschränkte sie unser Gespräch auf Fragen, die ich mit Ja oder Nein beantworten konnte. Und wie immer war ich damit zufrieden. Wenn ich etwas Besonderes sagen wollte, schaute ich kurz nach links zu meinem Nachttisch, wo die Buchstabiertafel lag.

Lili war nicht die einzige Fröhliche. Das Ärzteteam schien gänzlich unbeeindruckt vom Scheitern des Zwerchfelltests und freute sich, dass ich jetzt wieder richtige Nahrung zu mir nehmen konnte. Ich freute mich mit, hatte aber nach wie vor das Gefühl, dass ich der erste Locked-in-Patient war, den man in diesem Krankenhaus behandelte. Auf jeden Fall der erste, der Anzeichen von Genesung zeigte. Sie probierten aus, was ihnen richtig erschien. Hatten sie einen Plan? Oder reagierten sie auf das, was sie sahen?

Ich war jetzt nach meiner Rechnung seit zwölf Tagen hier. In dieser Zeit war ich dem schnellen Tod von der Schippe gesprungen und hatte die Bewegungsfähigkeit eines Zehs und meiner Augen wiedererlangt. Ich hatte einen Schlauch, der mir bei der Ernährung half, und einen fürs Atmen. Waren sie jetzt mit ihrem Latein am Ende? Nein, das waren sie nicht, und ich sollte es bald erfahren.

Dr. Kako kam ins Zimmer und informierte mich, mein Zwerchfell sei jetzt kurz davor, wieder selbstständig zu arbeiten. Ich warf einen Blick auf meine Buchstabiertafel, und Lili holte sie, damit ich ihn etwas fragen konnte. »Warum ist das wichtig?«

Dr. Kako hatte eine Antwort für mich. »Wenn Sie nicht mehr künstlich beatmet werden müssen, können Sie runter von der Intensivstation«, sagte er. »Dann geht die zweite Phase los.«

Das Ziel der Intensivstation, so erklärte er mir, bestand darin, mich am Leben zu halten. Wenn ich stark genug war, um sie zu verlassen, konnte ich ernsthaft über Genesung nachdenken.

Meint er das wirklich oder sagt er das nur, damit ich in einen zweiten Lungentest einwillige?

Andererseits – ich konnte es kaum abwarten. Wenn der Abschied von der Intensivstation ein wichtiger Schritt war, dann würde ich ihn mit Freuden gehen. Aber ich hatte auch den nagenden Verdacht – der zugegebenermaßen auf Hörensagen beruhte –, dass Krankenhäuser und Krankenversicherungen alles tun, um Patienten so schnell wie möglich aus der Intensivpflege zu entlassen. Ich war jetzt fast zwei Wochen hier, das war mehr als ungewöhnlich. Vielleicht brauchten sie auch nur das Bett.

Aber wenn ich jemals aus diesem Krankenhaus herauskommen wollte, dann musste ich meinen Zynismus ablegen. Also willigte ich ein, als Dr. Kako am nächsten Tag ankündigte, sie wollten die Beatmungsmaschine wieder abschalten. Und ich gab mir selbst das Versprechen, dass ich alles in meiner Macht Stehende tun würde, damit es diesmal funktionierte. Wobei ich natürlich nicht wusste, was in meiner Macht stand.

Vielleicht sollte ich mich einfach zwingen, nicht gleich wieder in Panik zu geraten.

Aber solche Pläne sind nun mal weit von der Wirklichkeit entfernt. Sobald ich das Team aus Ärzten und Schwestern sah, das sich um mich versammelte wie in der Woche zuvor, spürte ich meine Nerven schon wieder. Ich produzierte auch mehr Speichel, ein deutliches Zeichen von Angst.

Ich versuchte mich auf die Außenwelt zu konzentrieren, was auch ganz gut funktionierte – bis ich hörte, wie sie die Maschine abschalteten. Da wollte ich nur noch schreien. Und als sie den Beatmungsschlauch herauszogen, kam die Panik wieder.

Tut ihn wieder rein! Sofort!

Wo war die blöde Buchstabiertafel? Ich musste ihnen sagen, dass ich sehr unglücklich war.

Mein großer Zeh wackelte wie verrückt, und meine Augen rasten hin und her in dem verzweifelten Versuch, die Aufmerksamkeit der Leute zu bekommen. Aber sie machten einfach weiter. Was war denn mit diesem Kako? Sah er nicht, wie schlecht es mir ging? Er und sein Team ignorierten nicht nur meine Schmerzen, sie schienen es auch noch gut zu finden.

Also wirklich, Jungs, kein Grund zum Lächeln!

Ich hatte Filme gesehen, in denen Patienten im Bett festgebunden werden mussten, damit sie nicht um sich schlugen. Ich wusste, was diese Leute durchmachten. Für mich hätten sie eine Zwangsjacke gebraucht, wenn ich meine Arme und Beine hätte bewegen können. Was sie da mit mir machten, war unmenschlich. Es war barbarisch. Es …

Es funktioniert.

Die Leute lächelten, weil ich wirklich und wahrhaftig selbstständig atmete.

15
H.O.L. M.I.C.H. H.I.E.R. R.A.U.S

Ein und aus. Ein und aus. Ein und aus. Ein und aus.

Ich könnte den ganzen Tag dabei zuhören.

Allerdings hört es sich komisch an, wie es durch das Loch in meinem Hals pfeift. Ich kann das Loch nicht sehen, aber ich weiß, es ist da. Ich weiß, der kleine Schlauch in meiner Luftröhre steckt da irgendwo unter meinem Kinn. Ich frage mich, wie er wohl aussieht, aber es ist mir auch wieder nicht so wichtig, dass ich um einen Spiegel bitten würde. Ich kann mir nur einfach nicht vorstellen, wie man durch einen Schlauch atmet. Aber vor drei Wochen hätte ich ja auch nicht erklären können, wie man durch den Mund atmet.

Es ist alles so neu. Neue Abenteuer, neue Ängste, neue Erfahrungen. Allein atmen zu können ist der größte Segen überhaupt.

Aber ob das auf die Dauer schon reicht?

Ich wusste, ich hatte einen riesigen Schritt nach vorn getan. Aber ich wusste auch, dass ich noch lange nicht alles hinter mir hatte. Ich stolperte immer noch durch unbekanntes Gelände, genau wie die Mitarbeiter des Krankenhauses. Sie wussten einiges über das Locked-in-Syndrom, aber keiner der Ärzte hatte schon mal einen Locked-in-Patienten betreut. Auf jeden Fall keinen, der es geschafft hatte, irgendwann wieder selbstständig zu atmen. Wie würde also der nächste Schritt aussehen?

Sie nahmen ja wohl an, dass ich auf dem Wege der Besserung sei. Einfach so hatte ich die Kontrolle über meine Augen, meinen Zeh und mein Zwerchfell wiedererlangt. Und über meine Lungen. Die Gliedmaßen und einige innere

Organe ließen noch auf sich warten. Aber was planten die Ärzte als Nächstes? Und wie weit würde ich wohl nach menschlichem Ermessen kommen?

Wie lange meine Reise auch dauern würde, immerhin war ich aus der kritischen Zone heraus und konnte die Intensivstation verlassen. Dr. Kako sprach sogar schon davon, mich überhaupt aus dem Krankenhaus zu entlassen. Ich brauchte die intensive Behandlung nicht mehr. Wenn ich eine Chance haben wollte, die grauenhaft schlechte Statistik der Locked-in-Patienten zu übertrumpfen, dann brauchte ich Therapie und keine lebenserhaltenden Maßnahmen. Meine nächste Station auf dem Weg mussten Lili und ich und unsere Versicherung miteinander aushandeln.

Neben allem anderen, was sie für mich tat, erforschte Lili jede Menge Möglichkeiten. Ehrlich gesagt, weiß ich nicht, wann sie überhaupt schlief. An dem Tag, nachdem ich angefangen hatte, selbstständig zu atmen, zauberte sie eine beeindruckende Broschüre einer Einrichtung hervor, von der sie glaubte, dort könne man mir helfen. Der Prospekt sah sehr professionell aus, und die Pflege, die man dort anbot, schien sehr fortschrittlich.

Warum war ich dann so wütend?

Weil die Einrichtung ziemlich weit von Napa Valley entfernt war.

Nach allem, was ich durchgemacht hatte, wurde ich jetzt zum ersten Mal richtig sauer.

Ich hatte auf der Schwelle des Todes gestanden und war damit klargekommen.

Ich war komplett gelähmt und kam irgendwie damit zurecht.

Dass mir fremde Leute den Hintern abwischen mussten, verbuchte ich unter »ist nun mal so«.

Aber wenn ich demnächst viele, viele Kilometer von zu Hause entfernt leben musste, hatte das Auswirkungen auf andere Leute. Ernsthafte Auswirkungen. Lili hatte so viel durchgemacht. Sie war ständig bei mir, und selbst wenn sie gerade nicht körperlich anwesend war, wusste ich, sie war irgendwo unterwegs, telefonierte mit Freunden oder sprach mit den Ärzten über meine Behandlung. Sie kam nicht einen Augenblick zur Ruhe, aber jetzt musste sie auch nur ein paar Minuten fahren. Es kam überhaupt nicht in Frage, dass sie so weite Wege auf sich nehmen musste, um bei mir zu sein. Nicht nur, dass die Entfernung zu groß war, der Weg führte auch noch durch die Wüste und konnte wirklich nicht mehr als Highway durchgehen. Was, wenn sie einen Unfall hatte? Eine Panne? Am Ende der Welt? Und ich lag hier im Bett wie ein Thanksgiving-Truthahn im Backofen und konnte ihr nicht helfen?

Dann die Kinder. Shannon – wo Melanie nach wie vor wohnte – lebte am anderen Ende von Napa, eine Dreiviertelstunde von hier entfernt. Sie mussten also anderthalb Stunden fahren, um mich zu besuchen. Wenn ich in diese neue Einrichtung umzog, wäre es ein halber Tag. Amerikaner sind es gewöhnt, lange Strecken mit dem Auto zurückzulegen, aber das konnte ein Vater wirklich nicht von seinen Töchtern verlangen.

Außerdem würde Melanie irgendwann mal wieder nach Hause müssen. Shannon hatte einen Job und eine Familie, und Michelle war schon wieder in Alabama. Das hieß, die Last konzentrierte sich auf Lili. Ich betete wirklich, dass sie durchhielt. Sie sollte nicht noch mehr leiden.

Alles in allem war ich also ganz und gar nicht zufrieden. Und so leid es mir tut: Ich sagte Lili sehr deutlich, was ich von ihrem Vorschlag hielt.

Im Rückblick gibt es wohl kaum etwas Lächerlicheres als unseren Streit via Buchstabiertafel.

Ich wollte ihr den zusätzlichen Druck ersparen, aber Lili, wie sie nun einmal war, wollte nichts davon wissen. Und da ich ja wusste, dass sie die Buchstabiertafel einfach weglegen konnte, wenn es ihr zu bunt wurde, trieb ich es nicht zu weit.

Einen Tag später wünschte ich, ich hätte es getan.

Aber da stellte sich auch schon heraus, dass die Entfernung von zu Hause meine geringste Sorge war.

Und wenn ich dort bin? Ich kann mich nach wie vor überhaupt nicht bewegen. Dr. Kako sagt, ich brauche Physiotherapie. Was soll ich damit, solange ich nicht mal einen Finger bewegen kann?

Ich habe kein gutes Gefühl bei der Sache …

Aber der Umzug verlief absolut nahtlos. Lili blieb auf dem Weg von der Intensivstation zum Krankenwagen bei mir, unterstützt von ihrer Freundin Pat. Die Reise selbst machte sie im eigenen Auto, sonst wäre sie ja nicht wieder nach Hause gekommen. Ich lag also im Krankenwagen und wusste, meine Frau düste hinter uns her, genau wie sie es zwei Wochen zuvor getan hatte. Die Gründe waren mir durchaus klar, aber ich hätte sie trotzdem lieber bei mir gehabt.

Nach einer Weile fuhren wir langsamer, und dann sagte der Sanitäter, der neben mir saß: »Da wären wir.«

Wir hielten, die Türen wurden geöffnet, Sonnenlicht flutete herein. Ein paar Minuten später fuhr ich durch die pralle Sonne auf einer Trage zum Haus. Schönes Wetter, schönes Gebäude, nette Leute, die mich in Empfang nahmen. Gute Vorzeichen.

Und trotzdem …

Aus Gründen, die sich noch zeigen werden, habe ich mich entschlossen, den Namen der Einrichtung nicht zu nennen. Ich werde weiter von »der Einrichtung« sprechen. Viele Leute, die mir dort begegneten, waren sehr gut zu mir. Aber anders als im Queen of the Valley, wo alle Mitarbeiter auf sämtlichen Ebenen zu einem sehr hohen Niveau in der Pflege beitrugen, gab es hier Abteilungen, die in der Werbung nicht erwähnt wurden.

Schon bei der Aufnahme hatte ich ein ungutes Gefühl. Auf dem Papier war von einer modernen, frischen Einrichtung gesprochen worden, fast schon auf Designerniveau. Aber was ich sah, wirkte eher müde. Als wären die Werbefotos schon vor längerer Zeit aufgenommen worden.

Ich wurde in mein Zimmer gefahren und war angenehm überrascht, als ich feststellte, dass es ein Zweibettzimmer war. Natürlich war ich vor dem Schlaganfall immer gern allein gewesen, aber inzwischen hatte ich erfahren, wie belastend es sein konnte, in der Nacht mit den eigenen Gedanken allein zu sein. Was dem Mann fehlte, der schon in dem Zimmer lag, wusste ich nicht, aber ich würde es bald erfahren.

Die Station, war eine Stufe unter der Intensivstation. Das hieß, die Patienten waren nicht in unmittelbarer Lebensgefahr – schön zu hören nach der Prognose, die man mir vor zwei Wochen mitgeteilt hatte. Hierher kam man, um gesund zu werden und Kräfte zu sammeln, wie lange das auch dauern mochte. Als ich mich im Zimmer umsah, hoffte ich, es würde nicht allzu lange dauern. Es war durch einen Vorhang geteilt, und meine Seite war gerade groß genug für ein Bett und etwas Platz für Schwestern und Besucher. Viel schlimmer als die Enge waren jedoch die Geräusche, die von der anderen Seite des Vorhangs kamen.

Könnte Spanisch sein, dachte ich, als ich die ängstlichen Gebete des offenbar sehr nervösen Mannes hörte. Während der gesamten nächsten Stunde plapperte er in einer romanischen Sprache vor sich hin und rief seinen Gott an. Irgendwann wurde mir klar, dass er damit nicht aufhören würde, und es gelang mir, ihn auszublenden. Ich hatte genug eigene Probleme.

Der Arzt, der wenig später zu mir kam, schien wenig begeistert, einen Locked-in-Patienten zu behandeln. Ich war der erste, den er in seiner Karriere zu Gesicht bekam, sagte er mir. Er ordnete an, dass ich so schnell und bequem wie möglich gebettet würde, mein Katheter musste angeschlossen werden, die Absaugmaschine wurde hereingefahren und getestet, und die Beutel mit Nahrung wurden bereitgelegt, damit sie an meinen Magen angeschlossen werden konnten. Alles ziemlich hektisch, aber die Pflege war schon in Ordnung.

Das hatte ich allerdings Lili zu verdanken. Keine Ahnung, wann sie dafür die Zeit gefunden hatte, aber nachdem alles organisiert war, zog sie ein laminiertes, vierseitiges »Ringbuch« aus der Tasche. Auf jeder Seite waren in großer Schrift Fragen abgedruckt. Sie zeigte sie dem Arzt und den Schwestern, die mit meiner Pflege befasst sein würden.

»Wenn Sie sehen, dass Richard dieses Buch anschaut, bitte nehmen Sie es und stellen Sie ihm die Fragen, eine nach der anderen, bis Sie wissen, was er braucht.«

Sie ging ein paar Beispielfragen durch.

»Musst du abgesaugt werden?«

Ich blinzelte Ja oder Nein.

»Brauchst du eine frische Windel?«

Einmal oder zweimal blinzeln.

»Ist dir zu warm?«

Ein Blinzeln hieß: Bringt mir den Ventilator.

Eine einfache Idee, aber sie sparte uns allen viel Zeit und mir jede Menge Unannehmlichkeiten. Die Mitarbeiter waren besonders dankbar. Alles, was ihre Arbeit effizienter machte, war ihnen willkommen. Schon bevor Lili abends wieder nach Hause fuhr, hatte eine der Schwestern mithilfe des Buchs festgestellt, dass ich eine frische Windel brauchte. In dieser Zeit war Lili für eine Stunde in der Verwaltung verschwunden, um meine Aufnahmepapiere auszufüllen.

Da sie jetzt weiter zu fahren hatte, verabschiedete sich Lili bereits um sechs Uhr. Ich war traurig, dass sie schon ging, aber auch froh, dass sie noch im Hellen nach Hause fuhr. Das war mir viel wichtiger. Sie versprach, am nächsten Vormittag um zehn Uhr wieder da zu sein, und ich fing an, die Minuten zu zählen.

Den Rest des Abends lauschte ich im Wesentlichen dem Typen auf der anderen Seite des Vorhangs. Seit ich angekommen war, betete er in einem fort. Er litt unter einem akuten Nierenversagen, das er wohl kaum überleben würde. Das ständige Flehen zu Gott war seine Art, um einen Aufschub zu bitten.

Doch seltsamerweise gab mir irgendetwas an seiner Panik auch Kraft. Ich hatte das alles selbst erlebt, ich war fast schon auf der anderen Seite gewesen. Aber ich hatte mich auf einigermaßen sicheren Boden zurückgekämpft. Wie lange mein Kampf dauern würde, wusste ich nicht, aber im Moment war ich ganz zufrieden, dass ich kämpfen durfte.

Die Frühschicht verschwand irgendwann, der Arzt der Spätschicht stellte sich kurz vor. Ich wurde geschickt abgesaugt, mein Katheterbeutel wurde geleert, ich bekam zur richtigen Zeit mein Essen, und dann kamen zwei Jungs herein, um mich umzudrehen. Das musste alle vier bis fünf Stunden geschehen, damit ich kein Liegegeschwür und keine Thrombose bekam. Ein neues Blutgerinnsel würde mich ziemlich sicher umbringen.

Nach diesem professionellen Anfang hatte ich keinen Grund zu der Annahme, meine Pflege würde sich großartig von der im Queen of the Valley unterscheiden. Aber die Entfernung zu Lili machte mir Sorgen, so sehr, dass ich erst nach ein paar Stunden merkte, dass seit den beiden Jungs niemand mehr nach mir geschaut hatte. Eigentlich merkte ich es erst, als sich wieder eine größere Menge Schleim in meiner Kehle angesammelt hatte.

Zeit zum Absaugen. Wie lange ist es eigentlich her seit dem letzten Mal?

Der Kerl auf der anderen Seite des Vorhangs hatte endlich aufgehört zu reden, es war also wahrscheinlich schon nach Mitternacht. Inzwischen war wohl wieder ein Schichtwechsel im Gange, der die Leute ein paar Minuten aufhielt, aber dann würde der Betrieb ganz normal weitergehen.

Zehn Minuten später hatte sich immer noch niemand sehen lassen, und allmählich wurde es ernst. So hatte ich mich nicht mehr gefühlt seit dem ersten Tag nach dem Schlaganfall. Was war hier los? Wo waren die Leute denn alle?

Endlich ging die Tür auf. *Gott sei Dank.* Aber niemand kam herein. Jemand steckte den Kopf herein, schaute mich kurz an und verschwand wieder.

Das war's? Soll das mein stündlicher Checkup gewesen sein?

Ich hätte ja Verständnis dafür gehabt, wenn viel los gewesen wäre. Aber von draußen hörte ich nur lautes Reden und Lachen.

Etwa eine Stunde später ließ sich das nächste menschliche Wesen blicken. Inzwischen hätte ich wohl schlafen sollen, aber ich hatte Angst, die Augen zuzumachen. Oder besser gesagt, ich hatte Angst, im Schlaf zu ersticken.

Diesmal kam die Schwester herein und blickte über mich hinweg wie bei einem Komapatienten. Aber ich war ja hellwach! Und ich fühlte mich wie ein Stück Fleisch auf dem Hackklotz des Schlachters. Hektisch warf ich Blicke auf das »Buch«. Sie sollte es nehmen und die Fragen durchgehen, dann würde sie sofort erfahren, dass ich abgesaugt werden musste.

Aber sie sah mir nicht ein einziges Mal in die Augen.

Was soll das denn? Sie weiß doch, dass ich nur auf diese Weise kommunizieren kann!

Und dann kam mir ein anderer, viel schlimmerer Gedanke: *Vielleicht weiß sie ja gar nichts davon.*

Vielleicht hatte sie ja im Laufe ihres Berufslebens mit Dutzenden von Komapatienten zu tun gehabt und ich war nur einer davon. Ich musste mich mit den Tatsachen abfinden: Entweder hatte man sie darüber informiert, dass ich ein Locked-in-Patient war, und sie ignorierte es bewusst, oder es hatte sich niemand die Mühe gemacht, ihr den Unterschied zwischen meinem Zustand und einem Koma zu erklären.

Es dauerte eine Stunde, bis sie wiederkam. Diesmal nahm sie das Buch in die Hand und las die erste Frage, mit einem Akzent, der dem des Burschen neben mir zum Verwechseln ähnlich klang. Dann die zweite. Aber sie sah mir danach nicht in die Augen, um festzustellen, ob ich mit Ja oder Nein antwortete. Als sie die dritte Frage halb vorgelesen hatte, schnalzte sie missbilligend mit der Zunge, seufzte und legte das Buch fein säuberlich hinter meinen Kopf. Dann betrachtete sie nachdenklich meine Buchstabiertafel und legte sie an dieselbe Stelle. Jetzt konnte ich meine Kommunikationsmittel nicht einmal mehr anschauen, um jemandem einen Hinweis zu geben.

Als würde sie überhaupt nicht begreifen, wofür die Sachen da sind.

Draußen auf dem Flur gingen die Gespräche und das Gelächter auf Spanisch weiter. Wenn sie nicht richtig Englisch konnten, wie sollten sie meine Situation verstehen? Gab es überhaupt eine spanische Bezeichnung für »Locked in«? Warum ignorierte mich diese Schwester? Es war wie an den allerersten Tagen auf der Intensivstation, als niemand mit mir gesprochen hatte. Fast alle dort hatten einfach ihre Arbeit gemacht, ohne in irgendeiner Weise auf mich einzugehen. Aber hier war es schlimmer. Sie dachten wohl, ich wäre gar nicht mehr richtig da.

Dann jedoch fiel mir auf, dass sie sich auch nicht um meinen Zimmergenossen kümmerten, nicht einmal, als er aufwachte und laut schrie vor Angst. Ich fragte mich allmählich, ob es sich bei dieser Nachtschicht überhaupt um ausgebildete Schwestern handelte.

So sehr ich mich auch darum bemühte, wach zu bleiben – irgendwann muss ich wohl vor lauter Erschöpfung weggedämmert sein, denn als ich erwachte, war meine Windel voll. Aber das war mein geringstes Problem.

Allmählich war ich ernsthaft in Gefahr, zu ertrinken. Und es war mir auch kein Trost, dass ich diese Situation schon ein paar Mal erlebt und immer überlebt hatte. Es war eher noch erschreckender, denn ich hatte jegliches Vertrauen in die Pflegekräfte dieses Hauses verloren.

Ich fürchte, diese Nacht überlebe ich nicht …

Ich weiß gar nicht, wie ich hierhin gekommen bin. Ich bin in einem McDonald's und warte in der Schlange, bis ich bedient werde. Ein fröhliches Mädchen mit spanischem Akzent nimmt meine Bestellung auf. Sie versteht mich wunderbar, bis ich versuche, ihr eine Frage zu stellen. So weit reicht ihr Englisch dann doch nicht. Hilfesuchend schaue ich Ihre Kolleginnen an. Sie lachen und feiern im hinteren Teil des Raumes, ohne jemanden zu bedienen. Und jetzt lacht auch mein Gegenüber so laut, dass sie mich ganz vergisst.

Als ich aufwache, sehe ich das Gesicht aus dem Traum, wie es wieder zur Tür hereinschaut. Die Schwester kommt nicht bis zu mir.

Als ich morgens die Augen aufschlug, konnte ich kaum glauben, dass ich noch am Leben war.

Wie habe ich diese Nacht überlebt? Das kann doch gar nicht sein?

Doch es schien so zu sein, denn eine Schwester stand neben mir, bereit, mir den Schleim abzusaugen. Ich konnte es kaum fassen, dass sie sich jetzt doch mal dazu entschlossen hatte.

»Das ist aber sehr viel Schleim«, sagte sie. Offenbar war wieder ein Schichtwechsel gewesen. »Das muss ich dem Arzt sagen.«

Hektisch suchte ich nach meiner Buchstabiertafel. Wenn sie sie nahm, würde ich ihr sagen, dass ich die ganze Nacht nicht abgesaugt worden war. Aber ich konnte das Teil nirgendwo sehen. Dann erinnerte ich mich: Die Nachtschwester hatte es hinter meinen Kopf gelegt, an den einzigen Ort, an dem ich nicht mit den Augen darauf deuten konnte. Auch das würde ich erwähnen müssen, wenn man mir jemals eine Chance dazu gab.

Die neue Schwester war sehr freundlich und auf ihre Art erfrischend nach dem nächtlichen Albtraum. Kurz nach ihr kam ein Arzt und ging seine routinemäßigen Checks durch. Und danach dauerte es mindestens eine Stunde, bis die Tür wieder aufging – Lili kam herein. Sie lächelte, schien aber ziemlich gestresst. So sehr sie die Probleme der langen Fahrt bisher auch heruntergespielt hatte – man sah sie ihr jetzt schon an.

Sobald sie im Zimmer war, fing sie an zu reden. Das gefiel mir so gut an ihr. Sie erzählte von Freunden, die ihr Grüße an mich aufgetragen hatten, von Leuten, die sie getroffen hatte, und anderen, denen sie dieses oder jenes erzählen wollte, aber es war vor allem tröstlich, ihre Stimme zu hören.

Als sie den Mantel ausgezogen, mich geküsst und sich hingesetzt hatte, sah ich, dass sie etwas suchte.

»Wo ist das Buch?«

Ich versuchte, das Unmögliche möglich zu machen und hinter meinen eigenen Kopf zu blicken. Sie war verständlicherweise verwirrt, stand auf und suchte überall im Zimmer, aber dann fand sie es. Sie ging die Fragen durch, und ich blinzelte zur Antwort jeweils zwei Mal: Nein. Dann verdrehte ich die Augen nach der Buchstabiertafel, die sie auf den Tisch neben mir gelegt hatte, als sie das Buch hervorgezogen hatte.

»Willst du mir was sagen, Schatz?«

Blinzel.

»Dann hole ich den Stift.«

Die Tafel hatte mein Leben verändert, aber ihre Benutzung war so mühsam, dass ich nie Zeit mit Nebensächlichkeiten vertat. Lili erwartete das auch nicht von mir. Aber sie hätte wohl auch nicht erwartet, dass ich mich so klar und deutlich ausdrückte.

H.O.L. M.I.C.H. H.I.E.R. R.A.U.S.

Sie sah mich verwirrt an. »Ist letzte Nacht etwas passiert?«

Eigentlich hätte ich sagen müssen: »Nein, nichts ist passiert, das ist ja gerade das Problem.« Aber es war einfacher, Ja zu blinzeln.

Sofort wechselte sie vom Modus der besorgten Ehefrau zum medizinischen Profi.

»Gab es Probleme mit deiner Pflege?«

Blinzel.

Sie warf einen Blick auf die Tafel und das Buch.

»Hat die Nachtschicht das Buch benutzt?«

Blinzelblinzel.

»Hat man dich gedreht und dir eine frische Windel gegeben?«

Blinzelblinzel.

»Hast du was zu essen bekommen?«

Blinzelblinzel.

»Ach du lieber Himmel. Haben Sie dir denn wenigstens den Schleim abgesaugt?«

Blinzelblinzel.

Sie wusste, dass ich müde war, aber sie brauchte noch mehr Informationen. Die nächsten zwanzig Minuten erzählte ich ihr, so viel ich konnte, einen Buchstaben nach dem anderen. Als ich fertig war, wusste sie, ich beklagte mich nicht nur, weil ich nicht so weit von Napa Valley weg sein wollte: Hier war mein Leben in Gefahr. Das buchstabierte ich ihr auch.

»Gut, mein Schatz, überlass das mir«, sagte sie mir. Und im Aufstehen fügte sie noch hinzu: »Es tut mir so leid, dass ich dich hierher gebracht habe.«

Bevor ich ihr sagen konnte, dass das alles doch nicht ihre Schuld war, flitzte sie schon zur Tür hinaus. Auf dem Papier hatte alles perfekt ausgesehen, wenn auch ein bisschen weit weg. Die Frühschicht und die Spätschicht waren großartig, nur die Nachtschicht hatte mich im Stich gelassen.

Ich hatte keine Ahnung, wohin sie ging und mit wem sie sprechen würde. Aber mir war klar, dass sie den Laden auseinandernehmen würde. Als sie nach einer halben Stunde zurückkam, sah ich sofort ihre Gewittermiene, bevor sie wieder ihr professionelles Gesicht aufsetzen konnte.

»Sie tun, was sie können, damit sich sofort etwas ändert«, sagte sie. »Und ich werde mich auf der Stelle nach einer Alternative für dich umsehen. Ich hoffe nur, dass heute jemand arbeitet.«

Es war ein Freitag. Übers Wochenende würde sich gar nichts tun, das musste sie mir nicht sagen.

Lili verließ mich an diesem Tag früh, um alles in die Wege zu leiten. Zum Glück kamen noch ein paar andere Besucher, mit denen ich die Zeit während des Schichtwechsels am Nachmittag gut überstand. Mit meiner Pflege war so weit alles in Ordnung, aber bei den Leuten von der Früh- und Spätschicht hatte ich ja auch nicht mit etwas anderem gerechnet.

Ich versuchte einzuschlafen, bevor die Nachtschicht kam. Das wäre der sicherste Weg, stellte ich mir vor, zumindest würde ich nicht wieder so in Panik geraten. Aber nachdem ich am Tag ein paar Nickerchen gehalten hatte und nachdem mein Zimmernachbar weiterhin laut betete, war an

Schlaf nicht zu denken. Erst gegen ein Uhr nachts wurde ich ein bisschen schläfrig. Und bis dahin war von der Nachtschicht noch niemand bei mir gewesen.

Es hat sich nichts verändert.

Und so blieb es auch, es war genau wie in der ersten Nacht. Niemand kam herein, niemand tat irgendetwas, niemand kümmerte sich um mich. Gegen zwei Uhr war ich wieder ziemlich panisch. Die erste Nacht hatte ich überlebt, aber das hieß natürlich gar nichts für die zweite. Der Schleim blubberte in meiner Kehle. Einmal hatte ich Glück gehabt, aber zweimal?

Es wurde drei Uhr, und während ich dem Gurgeln in meiner Kehle zuhörte, fühlte ich mich wie ein zum Tode Verurteilter, der die Schritte des Henkers hört. Immer näher, immer lauter. Es würde nicht mehr lange dauern, bis die Schritte bei mir stehen blieben und mir schwarz vor Augen würde.

Das ist nicht in Ordnung! Das ist einfach nicht in Ordnung!

Ich weiß nicht, ob ich einschlief oder bewusstlos wurde, aus Panik oder Erschöpfung. Auch Lili konnte es mir nicht sagen, als ich am nächsten Morgen zu mir kam. Sie saß schon bei mir, als ich die Augen aufmachte. Meine Luftröhre war frei, jemand hatte mich abgesaugt. Aber wann? Wie hatte ich das verschlafen können? Ich muss furchtbar müde gewesen sein.

Die Schrecken der Nacht waren noch frisch, und in den ersten Minuten nach dem Wachwerden hatte ich regelrechte Flashbacks. Lili merkte es wohl auch. Ich hatte fast ein schlechtes Gewissen, ihr davon zu erzählen, denn mir war klar, das würde sie persönlich nehmen. Und so war es auch. Als sie die Tafel hinlegte, war sie ganz benommen vor Zorn.

Warum hatte niemand auf ihre Beschwerde reagiert? Es ging ja nicht nur um eine Kritik an den Möbeln. Das Leben ihres Mannes war in Gefahr, weil die Pflege nicht richtig funktionierte.

Ein paar Sekunden spiegelten sich meine eigenen Gefühle in ihrem Gesicht. Wir waren beide ohnmächtig und wurden ignoriert. Wir waren unwichtig und standen im Weg. Ich betete, sie möge niemals noch mehr von den Frustrationen erleben, die mein Leben im Moment komplett beherrschten.

Aber dann veränderte sich ihr Gesichtsausdruck und sie schaltete um; die professionelle Lili kam zum Vorschein. Als sie aus dem Zimmer marschierte, taten mir die Leute fast leid, die jetzt ihre Wut zu spüren bekommen würden.

Als sie zehn Minuten später wiederkam, war sie noch genauso zornig wie zuvor. Die Wochenendschicht bestand aus komplett anderen Mitarbeitern. Und in den anderen Einrichtungen war natürlich nur von Montag bis Freitag jemand in der Verwaltung zu erreichen. Also musste ich mindestens noch zwei Nächte hier bleiben. Noch nie hatte ich Lili so mutlos gesehen. Als hätte sie mir etwas getan. Dabei war sie doch die einzige, die versuchte, die Sache in Ordnung zu bringen.

Das Haus verlassen konnte ich nicht, aber immerhin bekam ich ein anderes Zimmer. »Das ist nicht viel«, sagte sie, »aber wenigstens hält dich Du-weißt-schon-Wer nicht auch noch wach.«

Wie sich bald herausstellte, hatte der Zimmerwechsel auch noch einen anderen Vorteil.

»Schön, Sie kennenzulernen, Rich«, rief der Mann in dem anderen Bett, als ich hineingefahren wurde. »Mein Name ist Franks.«

Alles wäre besser gewesen als der Albtraum von einem Zimmernachbarn, den ich gerade hinter mir hatte, aber »Mr Franks«, wie Lili und ich ihn nannten, erwies sich als ein unerwartet guter Gefährte. Er war noch jung, total abgemagert, und wurde wegen der Liegegeschwüre behandelt, die er sich in vielen Jahren zugezogen hatte, die ihn sein eigener Körper im Stich ließ. Aber er hatte einen herrlich boshaften Humor, der mir gut gefiel, und er ließ sich nichts gefallen. Tagsüber machte er mir Spaß, aber bereits in der ersten Nacht lief er zu ganz großer Form auf. Denn er rettete mir das Leben.

Ich dachte, ich wäre der einzige, der hören konnte, wenn sich in meinem Hals zu viel Schleim ansammelte, aber Mr Franks hörte es auch. »Hallohallo, wie brauchen mal jemanden hier«, rief er laut. »Mein Freund Rich muss abgesaugt werden!«

Zehn Minuten später standen drei nervöse Schwesternhelferinnen an meinem Bett und versuchten herauszufinden, wie die Absaugmaschine funktionierte. Und Mr Franks beobachtete sie mit Argusaugen. Er hatte die ganze Prozedur im Laufe des Tages ein paar Mal mitbekommen und merkte sofort, wenn sie etwas falsch machten. Und er korrigierte erbarmungslos jeden Fehler.

Das Absaugen war schmerzhafter als sonst, aber immer noch besser als nichts. Ich wünschte nur, ich hätte Mr Franks zum Dank kräftig die Hand schütteln können.

Wahrscheinlich war ihm nicht mal klar, dass er, der keinen Meter gehen konnte, gerade einen Menschen vor dem Ertrinken gerettet hatte.

16
Wir machen ein paar Tests

Aprikosen. Aprikosen und Kirschen. Ich kann mir ganz genau vorstellen, wie sie jetzt meinen Garten schmücken. Herrliche Farben. Jetzt sind sie wohl reif.

Ob Lili wohl ein paar für mich pflücken könnte?

Dummes Zeug. Als hätte sie nicht so schon genug zu tun.

Ob sie überhaupt rausgeht in den Garten? Ist es noch hell, wenn sie nach Hause kommt?

Und sonst? Die Bohnen sind sicher schon reif. Und der Salat. Und der Rhabarber.

Aber ich kann nichts tun. Zu schade.

Die Fruchtfliegen werden dieses Jahr ihren Spaß haben.

Mit Mr Franks' Hilfe überlebte ich das Wochenende. Inzwischen hatte Lili eine neue Einrichtung für mich gefunden, aber sie konnten mich erst Ende der Woche aufnehmen. In der Zeit bis dahin musste ich die Nächte so gut wie möglich überstehen.

Zumindest tagsüber war die Pflege nach wie vor einigermaßen in Ordnung. Einigermaßen. Am Montag waren die beiden Pfleger, die mich drehten, ein bisschen zu energisch. Der eine war schon ein paar Mal bei mir gewesen, den anderen hatte ich noch nie gesehen. Dummerweise nahm der Erfahrene meine Füße und der Neue meinen Kopf. Ich glaube nicht, dass er jemals in seinem Leben jemanden hochgehoben hatte. Er packte einfach meiner Schultern, und als sein Partner das Startzeichen gab, rollte er mich auf die Seite, ohne meinen Kopf irgendwie zu unterstützen. Da ich aber überhaupt keine Kontrolle über mein Genick hatte, knallte mein Kopf aufs Kissen.

Der Schmerz war unglaublich, nie zuvor hatte ich mir so sehr gewünscht, ich könnte schreien. Ein Baby würde man niemals hochheben, ohne den Kopf zu stützen – warum machte er das also bei mir? Ich sah zwar aus wie eine Statue, aber ich war nicht aus Stein. Meine Gelenke und Muskeln waren so biegsam wie bei jedem anderen.

Es krachte so sehr in meinem Nacken, dass ich dachte, alle müssten es gehört haben. Wenn ich nicht ohnehin schon gelähmt gewesen wäre – jetzt wäre es sicher so weit gewesen. Der Schmerz tobte immer noch durch meinen Körper, aber ich musste unbedingt ausprobieren, ob ich ernsthaft verletzt war. Es forderte meine gesamte Konzentration, aber dann konnte ich doch meinen linken großen Zeh bewegen. Er rieb am Laken, also hatte man mir immerhin nicht das Genick gebrochen. Aber es war knapp gewesen.

Netterweise brachte man mir allerdings, als ich ein paar Stunden später (diesmal deutlich vorsichtiger) wieder in meine Normalposition gedreht wurde, eine neue Vorrichtung, die meiner Bequemlichkeit diente.

»Wir müssen auf ihre Durchblutung aufpassen«, sagte der Arzt. »Wenn Sie so lange still liegen, gibt es Probleme.«

Er hatte sich überlegt, Kissen unter meine Arme zu legen, sodass die Durchblutung angeregt wurde. Auch meine Füße wurden etwas höher gelegt.

Die Maßnahme leuchtete mir unmittelbar ein, also machte ich gern mit. Und noch mehr freute es mich, dass dieser Arzt sich offenbar wirklich Gedanken über meine Rehabilitation machte.

Er glaubt wirklich, es geht mir besser, wenn wir das machen.

Nur leider – während dieser Tagesarzt sich größte Mühe gab, meine Lebensqualität zu verbessern, schien die Nachtschicht es geradezu darauf anzulegen, es mir so unbequem wie möglich zu machen.

Nachdem ich ja keinen Finger bewegen konnte, weiß ich nicht, wie mein Arm in der Nacht von dem Kissen rutschen konnte. Aber als ich wach wurde, war er jedenfalls an der Seite zwischen Matratze und Metallgestänge eingeklemmt. Er war nicht nur gequetscht, sondern auch noch verdreht, sowohl an der Schulter als auch am Ellbogen. Er fühlte sich an, als hätte ihn ein Hund in den Fängen, und ich konnte nichts dagegen tun. Mr Franks schlief tief und fest, also blieb ich dir ganze Nacht so liegen. Selbst beim Absaugen bemerkten die Schwesternhelferinnen nichts davon. Vermutlich dachten sie, irgendjemand hätte angeordnet, dass ich so liegen müsste, und trauten sich nicht, das in Frage zu stellen. Erst als die beiden Jungs am Morgen zum Drehen kamen, wurde ich aus meiner Zwangslage befreit.

Obwohl er sicher wusste, dass Lili und ich die Tage zählten, bis ich die Einrichtung verlassen konnte, kümmerte sich der behandelnde Arzt sehr gewissenhaft um meine Rehabilitation und führte sogar so etwas wie körperliche Übungen ein. Von meinen Augen und meinem Zeh abgesehen, konnte ich zwar immer noch keinen Muskel bewegen, aber er sorgte dafür, dass ein Physiotherapeut kam, um meine Gliedmaßen zu bewegen, sodass meine Muskeln nicht ganz vergaßen, wie es sich anfühlt, wenn man sich bewegt.

Bei unserem ersten Termin hatte der Therapeut allerdings kaum mein Bein berührt, als er auch schon wieder aufhörte.

»Ich muss da mal kurz was mit dem Doktor besprechen«, sagte er und rannte hinaus. Ein paar Minuten später kneteten mehrere Ärzte an meiner Wade herum, die sich ungewöhnlich hart anfühlte.

»Wahrscheinlich kein Grund zur Sorge, aber wir sollten da ein paar Tests machen«, sagte mein Arzt.

Eine Stunde später war ich mit dem Krankenwagen unterwegs zum Marin General Hospital. Dort wurde ich wieder ins CT gelegt. Lili nahm ihren Stammplatz in der Kontrolleinheit ein, gut geschützt vor der Röntgenstrahlung.

Es dauerte nicht lange, dann bekamen wir die Ergebnisse. »Ich fürchte, sie haben da ein kleines Blutgerinnsel im Bein«, erklärte mir der Arzt. »Ich gebe Ihnen ein blutverdünnendes Mittel namens Coumadin, damit sollte es weggehen. Und dann bekommen Sie auch Fragmin, damit sich keine neuen Blutgerinnsel bilden. Ich bin zuversichtlich, dass wir es damit wieder in Ordnung bringen, aber bis dahin müssen wir die Physiotherapie erst mal aussetzen.«

Bei dem Wort »Blutgerinnsel« hatte ich mich schon wieder ziemlich aufgeregt.

Kann das einen neuen Schlaganfall auslösen?

Bevor ich meine Buchstabiertafel angefordert hatte, stellte Lili die Frage bereits.

»Theoretisch ja, wenn das Blutgerinnsel sich löst und die Versorgung Ihres Gehirns unterbricht oder Herz oder Lungen erreicht. Aber das ist sehr unwahrscheinlich, und ich bin ganz sicher, dass die Blutverdünner wirken werden.«

Er klang unglaublich zuversichtlich. Warum nur konnte ich ihm nicht zustimmen?

Weil mir klar war, dass ein neues Blutgerinnsel, so klein es auch sein mochte, mein Leben blitzschnell beenden würde.

Sieht jetzt so mein Leben aus? Zwei Blutgerinnsel in drei Wochen? Stehen sie miteinander in Zusammenhang? Habe ich irgendetwas falsch gemacht? Ist das vielleicht erblich?

Mein Gott, habe ich das womöglich an meine Kinder vererbt?

Keine Ahnung, wie das ist mit solchen Blutgerinnseln, keine Ahnung, wie ich mir so etwas eingefangen habe. Und dann gleich zwei!

Wie sie das zweite wohl so schnell gefunden haben? Ist das in meinem Bein womöglich ein Überbleibsel von dem in meiner Halsschlagader? Haben sie es verfolgt? Oder fühlt sich mein Bein wirklich so viel härter an?

Wenn sie so ein kleines Ding in meinem Bein feststellen konnten, warum haben sie dann von dem großen Ding in meiner Halsschlagader nichts bemerkt? Was sage ich immer zu meinen Schülern? »Schaut euch die Spuren an!« Habe ich irgendetwas übersehen?

Ich komme einfach nicht darauf. Hätte ich das ganze Drama vermeiden können? Ist es wirklich nötig, dass meine Familie all das mit mir durchmacht?

Schon bei dem Gedanken, ich könnte irgendwie dafür verantwortlich sein, möchte ich am liebsten losheulen. Wenn ich nur könnte!

So kam ich in einer noch mieseren Stimmung in der Einrichtung an, als ich abgefahren war. Noch drei Tage – oder besser gesagt: Nächte – Quälerei lagen vor mir. Und nun würde ich auch tagsüber keine Fortschritte machen. Physiotherapie kam nicht in Frage, was sollten sie denn jetzt mit mir anfangen?

Sie werden sich einiges einfallen lassen müssen, um mit mir Geld zu verdienen.

Als am nächsten Tag einer der Physiotherapeuten zu mir kam, brachte er mir ein kleines, flaches Gerät mit, das aussah wie ein Alarmknopf an der Wand. Und das war es dann auch.

»Wir legen das neben Ihren Kopf«, erklärte er. »Wenn Sie tagsüber – und vor allem nachts – jemanden brauchen, müssen Sie nur den Kopf nach rechts drehen, dann geht der Alarm los. Eine kleine Bewegung reicht, sie müssen ihn nur berühren. Meinen Sie, das kriegen sie hin?

Kurz gesagt? Nein!

Natürlich kriegte ich das nicht hin. Ich lag stocksteif auf meinem Bett, konnte mich keinen Millimeter bewegen. Nur wenn zwei kräftig gebaute Männer mich auf die Seite rollten, bewegte sich überhaupt etwas hier. Und die hatten mir üble Schmerzen im Genick bereitet, ungefähr so wie die alberne Idee des Physiotherapeuten.

Aber er ließ sich nicht beirren, sondern legte die kleine Schachtel so nah er konnte neben meinen Kopf. Ein Millimeter mehr, und die Ecke hätte sich in meine Schläfe gebohrt.

Es ist egal, wie nah du ihn hinlegst, Mann! Ich kann mich nicht bewegen, geschweige denn etwas anzielen.

Aber als das Ding ein paar Minuten da lag, fing ich an, es zu probieren. Das lenkte mich wenigstens von der Langeweile des Tages und den Schrecken der Nacht ab. Tatsächlich versuchte ich es die ganze Nacht. Am nächsten Morgen kämpfte ich immer noch, immer wieder, selbst wenn Lili und meine anderen Besucher neben mir saßen. Sie merkten nichts davon, denn nach wie vor rührte sich nichts, abgesehen von meinen Augen.

Aber als ich abends wieder allein war, passierte etwas Seltsames.

War das ein Zucken?

Ich hätte schwören können, dass ich etwas gespürt hatte. War das mein Kopfkissen gewesen?

Nein, ich glaube wirklich, das war ich.

Ich versuchte es wieder. Genau wie ich meine ganze Kraft in den Zeh gelegt hatte, konzentrierte ich jetzt alles auf meinen Nacken. Den Schmerz zu überwinden, war das Schwierigste, aber nachdem ich ihn ausgeblendet hatte, konnte ich mich auf die Bewegung konzentrieren.

Ein paar Sekunden lang stand die Zeit still, vielleicht ein paar Minuten. Ich hatte wirklich das Gefühl, dass etwas voranging. Ich dachte an den Alarmschalter auf meinem Kissen. Ich dachte daran, wie wichtig es war, dass ich den Kopf ein paar Millimeter bewegen konnte, um den Schalter zu erreichen.

Los jetzt! Komm schon!

Und dann geschah es. Mein Nacken verkrampfte sich ein bisschen, und mein Kopf drehte sich nach rechts. Einen Grad, zwei, drei, vier, sechs, acht, zehn – er hörte gar nicht mehr auf. Bei etwa fünfzehn Grad traf meine Schläfe auf etwas Hartes.

Der Schalter!

Ich hatte mich so weit und so plötzlich bewegt, dass ich das Teil einfach aus dem Bett auf den Fußboden geschoben hatte. War das denn zu glauben! Ich hatte es geschafft, meinen Kopf zu bewegen, und die einzige Möglichkeit, anderen davon zu erzählen, war gerade durch meine Bewegung aus dem Bett geflogen.

Danach war die Nacht lange nicht mehr so schlimm wie die Nächte davor. Ich war immer noch von Mr Franks abhängig, der losbrüllte, wenn die Nachtschwestern zum Absaugen kommen sollten, aber zu wissen, dass ich gerade angefangen hatte, meinen Nacken zu bewegen, also die Stelle, an der das beinahe tödliche Blutgerinnsel gesessen hatte, war ein ungeheurer innerer Fortschritt. Ich fragte mich, ob endlich das Medikament gewirkt hatte, das man mir gleich am Anfang gegeben hatte. Oder ob das Coumadin womöglich dafür verantwortlich war.

Wie auch immer, ich konnte es kaum abwarten, Lili davon zu erzählen. Und meinen Ärzten. Und vor allem konnte ich es kaum abwarten, endlich mit der Physiotherapie anzufangen. Zum ersten Mal seit drei Wochen sah ich wirklich ein kleines Licht am Ende des Tunnels.

Und diesmal war ich ziemlich sicher, dass es sich nicht um den Frontscheinwerfer einer Lokomotive handelte.

17
Wohin wollen Sie gehen?

Um diese Zeit sollte ich eigentlich Situps machen. Es ist Morgen, ich werde auf die Fahrt mit dem Krankenwagen vorbereitet, und denke an meine frühere Routine. Situps, Bankdrücken, Klimmzüge, Kniebeugen, Lat-Zug, Bizepstraining mit der Hantel. Wann habe ich so etwas zuletzt gemacht? Da muss ich nachdenken. Heute ist der 11. Juni, und ich wurde am 20. Mai ins Queen of the Valley eingeliefert. Drei Wochen ohne Training.

Früher habe ich es schon vermisst, wenn ich nur einen einzigen Tag ausgesetzt habe. Mein Körper bringt mich um, wenn ich das nächste Mal ein Fitnessstudio betrete.

Na ja, Moment mal, wem mache ich hier eigentlich was vor? Seit dem 20. Mai habe ich es gerade mal geschafft, mit dem Zeh zu wackeln und meinen Kopf einen Zentimeter weit zu bewegen. Ob ich wohl jemals wieder einen Umkleideraum betrete? Und wenn ja, wann wird das wohl sein? Werde ich jemals wieder Franzbranntwein oder Wärmegel riechen?

Ich könnte schon wieder losheulen.

Soll ich aufgeben? Soll ich akzeptieren, dass ich nie wieder Gewichte heben werde? Oder soll ich kämpfen?

Die Sanitäter fahren mich zu dem wartenden Krankenwagen. Ich weiß, was ich will, aber was nützt das schon? Was mein Geist will, ist vollkommen unerheblich.

Auf meinen Körper kommt es an.

Nach acht Tagen und sieben grauenhaften Nächten in der Einrichtung hatte Lili endlich meinen Umzug ins Care Meridian in Fairfax, Marin County organisiert. Ich war einerseits sehr erleichtert, andererseits aber auch enttäuscht, dass ich nicht nach Napa zurück konnte. Fairfax ist sogar noch weiter von zu Hause entfernt, dorthin wollte ich überhaupt nicht. Und so sehr ich mich dafür schäme, ich war sauer auf Lili, die diese neue Einrichtung ausgesucht hatte. Und meine Laune wurde nicht unbedingt besser, als ich sah, wohin man mich gebracht hatte. Die alte Einrichtung befand sich in einer friedlichen Umgebung – die neue lag am vierspurigen Sir Francis Drake Boulevard. Aber nach dem, was ich erlebt hatte, wusste ich, dass der äußere Anschein trügerisch sein konnte.

Vielleicht sollte ich der Bude erst mal eine Chance geben.

Die »Bude« sah von außen wie ein Einfamilien-Bungalow aus, und im Inneren setzte sich der familiäre Eindruck fort. Die Flure waren wie in einem Wohnhaus, und wenn man zum Empfang kam, war es, als würde man ein Wohnzimmer betreten (oder eben hineingefahren). Auch mein Zimmer sah aus wie ein richtiges Schlafzimmer, nicht wie ein naturwissenschaftliches Labor. Natürlich gab es jede Menge Anschlüsse und Stecker, und in der Ecke standen Maschinen, aber Schrank und Kommode waren aus Holz und nicht aus Plastik. Kleinigkeiten, die einen großen Unterschied ausmachten.

Außerdem war ich nicht durch einen Vorhang von meinem Zimmernachbarn getrennt, und das Tageslicht erreichte alle Ecken. Die Umgebung war also durchaus eine Verbesserung gegenüber dem, was ich bisher erlebt hatte. Aber mir war klar, alles hing jetzt von dem Menschen ab, mit dem ich das Zimmer teilte.

Darüber hätte ich mir allerdings keine Sorgen machen müssen, denn meine Ankunft wurde von einem fröhlichen Mann namens John mit ruhigem Interesse beobachtet. Er war ausgesprochen nett und erklärte mir die ganze Zeit, ich hätte es gar nicht besser treffen können. Ich bin mir nicht sicher, ob Lili die Augen verdrehte, aber wenn, dann hätte ich ihr keinen Vorwurf machen können. Sie hatte sich wirklich alle Mühe gegeben, einen Platz in Napa für mich zu finden, und ich wusste, es war falsch, ihr meinen Umzug nach Fairfax vorzuwerfen, zumal Care Meridian auf den ersten Blick für meine Bedürfnisse wie gemacht erschien. Hier gab es nur zwölf Patienten, während in der fabrikähnlichen Einrichtung dreihundertsechzig Leute gelegen hatten. Und jede Pflegekraft betreute einen Patienten, nicht neun. Außerdem befand sich alles auf einer Ebene und war barrierefrei, also auch gut für den Rollstuhl geeignet. Und ich hoffte doch, dass das für mich bald wichtig werden würde.

Der erste Eindruck war also sehr gut. Aber das war in der Einrichtung auch so gewesen.

Care Meridian ist eine echte Rehabilitationsklinik, in der versucht wird, die Patienten auf ein normales Leben vorzubereiten, auf welcher Stufe auch immer. Es geht dort weniger um die medizinische Behandlung als vielmehr um eine Vorbereitung auf geistiger und körperlicher Ebene, damit die Patienten »draußen« wieder zurechtkommen. In meinem Fall würde das bedeuten, dass jeden Tag drei unterschiedliche therapeutische Anwendungen gemacht würden, so erklärte mir der Arzt. Mit einem Blick auf seine Uhr sagte er: »Heute schaffen wir nur eine, aber ich glaube, sie wird Ihnen gefallen.«

Wie aufs Stichwort kam ein dunkelhaariger Mann im blauen Kittel lächelnd ins Zimmer. »Hallo, Richard, mein Name ist Dennis, ich bin Ihr Physiotherapeut.« Und der Doktor hatte das Zimmer noch nicht verlassen, da fragte er schon: »Wollen wir uns an die Arbeit machen?«

Dennis war bestimmt schon über sechzig, aber seine körperliche Erscheinung war die eines Dreißigjährigen. Und bald erfuhr ich, dass er eine fast schon krankhafte Abneigung gegen die Wortfolge »kann nicht« hatte. Er erklärte mir, was er mit mir vorhatte, und manchmal hielt er kurz inne und bemerkte: »Und wenn Sie jetzt denken, das können Sie nicht, dann gewöhnen Sie sich das gleich ab, denn ich sage Ihnen: Sie können das.« Er war der positivste Mensch, den ich je im Leben getroffen hatte. Und ich war froh, ihn an meiner Seite zu haben – auch wenn ich seinen Optimismus nicht teilte.

Das Zusammenleben mit John zeigte mir, was die Zukunft für mich vielleicht bereithielt. Er war querschnittsgelähmt von der Taille abwärts, und es sah so aus, als würde sich daran auch nichts mehr ändern. Und ich? Wer konnte voraussagen, dass ich jemals wieder mehr Kraft haben würde als er? Ich musste realistisch sein, mich damit zufriedengeben, dass ich irgendwann aus dem Krankenhaus käme und dann eine möglichst geringe Belastung für Lili und meine Töchter darstellte. Mehr konnte ich hier und jetzt nicht hoffen. Und hinter den undurchdringlichen Gesichtern der Ärzte vermutete ich etwa den gleichen Ehrgeiz.

Nur Dennis schien da nicht mitzumachen. Mit meinem linken Bein konnte er nichts machen, weil die Thrombose immer noch nicht weg war. Vielleicht in einer Woche. In der Zwischenzeit übte er mit meinem anderen Bein und beiden Armen. Er hob meinen rechten Arm an, überraschend sanft für einen so kräftigen Mann, und erklärte jede Bewegung, während er eine Reihe von Übungen mit meinem Ellbogen machte. Zuerst hob er mein Handgelenk bis zum Kopf, unterstützte dabei das Gelenk, dann zog er den ganzen Arm über den Kopf und bewegte ihn im Kreis. Und so sanft er auch war, es war unheimlich anstrengend, wenn man bedachte, dass ich ja selbst gar nichts machte.

Eine Stunde lang arbeitete er mit den drei Gliedmaßen und sorgte dafür, dass die Gelenke wieder beweglicher wurden. Sonst würden sie steif und die Muskeln würden abbauen, erklärte er mir. Ich wusste nicht genau, wie viel ich seit meiner Einlieferung ins Queen abgenommen hatte, aber meine Arme und Beine waren richtig dünn geworden – die Muskelmasse war also kräftig zurückgegangen. Jahre des Muskelaufbaus verschwanden in wenigen Wochen.

So munter Dennis auch alles kommentierte, ich fühlte mich trotzdem eher wie ein Zuschauer und nicht wie ein Teilnehmer bei diesen Übungen. Ich konnte sehen, dass mein Bein sich bewegte, aber ich hatte immer noch keine Kontrolle über meine Muskeln, das Bein hätte also ebenso gut zu John im Bett nebenan gehören können. Am Ende der Therapiesitzung gratulierte mir Dennis trotzdem zu meiner »Arbeit«. Wir wussten beide, dass ich überhaupt nichts getan hatte, aber so war er eben. Er wollte, dass ich seine positive Einstellung teilte, und versicherte mir, ich würde staunen, wozu ich fähig wäre.

Seine Begeisterung war ansteckend, und ich wurde tatsächlich optimistischer. Bisher hatte mein größter Ehrgeiz darin bestanden, die verschiedenen Prognosen zu schlagen – Lebenserwartung, Mobilität und so weiter –, die man für Locked-in-Patienten ansetzte. An guten Tagen in der Einrichtung hatte ich geglaubt, das würde ich schaffen. Und jetzt, mit Dennis an meiner Seite, war ich davon fast überzeugt.

Aber er erwartete mehr von mir. Er wollte, dass ich meinen Körper zurückeroberte, dass er wieder richtig funktionierte und dass ich ihn kontrollierte. Ich bewunderte seine Begeisterung, aber solange meine nutzlosen Arme so schlapp an meinen Seiten lagen, konnte ich mir einfach nicht vorstellen, dass er recht hatte.

Ich sehe, wie mein Handgelenk sich zu meiner Schulter hebt. Der Ellbogen bewegt sich nicht. Perfekte Technik fürs Bizepstraining, aber daran ist gerade nicht zu denken. Das muss ich akzeptieren. Ich kann ja nicht mal den Arm selbstständig heben.

Dennis ist ein guter Typ, und er hat das Herz auf dem rechten Fleck. Aber ich bin seit einem Monat darauf angewiesen, dass andere Leute mir den Hintern abwischen. Ich werde in absehbarer Zeit nicht mal einen Toilettensitz anheben können. Wenn das überhaupt jemals der Fall ist.

Es bringt nichts, sich zu viele Hoffnungen zu machen, da kann er viel reden.

Nach ein paar Stunden voller Selbstmitleid schaute ich mir meine Situation noch einmal an. Auf der Intensivstation hatte mein Ehrgeiz darin bestanden, den Schlaganfall zu überleben. Später war es darum gegangen, die Einrichtung zu überleben. Aber jetzt stellte mir jemand die Möglichkeit vor Augen, wieder richtig gesund zu werden!

Abgesehen von Dennis' Cheerleader-Mentalität gab es noch einen weiteren Grund zum Optimismus und eine weitere Motivation, mich anzustrengen. Care Meridian war eine erstklassige und daher sehr teure Rehabilitationseinrichtung. Meine Krankenversicherung zahlte so etwas nur, wenn die Ärzte sehr zuversichtlich waren, was meine Fortschritte anging.

Wenn sich nichts oder zu wenig tat, würden sie mir irgendwann den Geldhahn zudrehen, und dann bliebe mir nur der Weg ins Pflegeheim oder Hospiz. Oder anders gesagt: Wenn mich die Mediziner aufgaben, würde ich nur noch zu Tode gepflegt werden. In den USA gibt es keine gesetzliche Krankenversicherung für alle – wenn man nicht zahlen kann, gibt es auch keine Behandlung.

Zu diesem Zeitpunkt wusste ich nur, dass die Ärzte meine Chancen noch ausloteten. Die Therapeuten jedoch, Dennis insbesondere, sahen mein Potenzial. So skeptisch ich also war, schwor ich mir, ich würde so gut wie möglich mitarbeiten und das Beste aus meinem Aufenthalt machen, wie lange er auch immer dauern mochte.

Aber das würde nicht einfach werden, zumal meine private »Unterstützungsmannschaft« nicht mehr so oft da sein würde.

Ich weiß nicht, wie Lili es bis zu diesem Zeitpunkt hingekriegt hatte, aber mit ihrer ständigen Anwesenheit hatte sie mir zweifellos das Leben gerettet. Hätte ich sie auf der Intensivstation und vor allem danach in der Einrichtung nicht jeden Tag gesehen, dann hätte ich wahrscheinlich irgendwann gar nicht mehr aufwachen mögen. Aber sie hatte auch noch einen Job – einen sehr wichtigen Job übrigens –, und allmählich musste sie wieder arbeiten. Sie hatte neue Arbeitszeiten ausgehandelt, sodass sie mich an mehreren Tagen in der Woche besuchen konnte, aber angesichts der Entfernung war es für sie weder praktikabel noch sicher, mich ständig zu besuchen. Melanie würde aber ebenfalls oft da sein, und Shannon kam, wenn sie frei hatte. Außerdem konnte ich mich auf die Besuche meiner Schwester Carol und vieler guter Freunde aus Napa freuen: David und Colleen sowie Keith und Pam hatten versprochen, an den Wochenenden zu kommen. Ich hatte also allen Grund zur Dankbarkeit.

Im Übrigen war meine neue Umgebung sehr angenehm. Die Pflegekräfte waren durch die Bank aufmerksam, gut ausgebildet und fähig, und lernbereit noch dazu. Von den etwa sechs Leuten, die ich am ersten Tag kennenlernte, hatte noch keiner mit einer Buchstabiertafel gearbeitet, was mich nicht besonders überraschte, da sie ja auch noch nie mit einem Locked-in-Patienten zu tun gehabt hatten. Aber mit Lilis Hilfe konnte ich ihnen zeigen, wie man damit umging. Und Lilis Buch half mir zusätzlich bei der Kommunikation mit allen, die mit meiner Pflege betraut waren. Nach den Erfahrungen in der Einrichtung war das ein großer

Fortschritt – jetzt hatte ich wieder das Gefühl, dass man mich wie einen vollgültigen Menschen behandelte.

Das war mir wichtig, aber es stand auch auf der Prioritätenliste von Care Meridian ganz oben – angefangen bei den Pflegekräften, die sich um meine alltäglichen Bedürfnisse kümmerten: Arthur und Margarita am Tag und Brenda am Abend. Arthur stammte von den Philippinen und war um die dreißig. Vom ersten Moment an war mir klar, dass wir gut zusammenpassen würden. Kurz nachdem er ins Zimmer gekommen war, hatte er festgestellt, dass ich eine frische Windel brauchte. Es war ohnehin demütigend, in dieser Hinsicht von einem anderen Menschen abhängig zu sein, aber dass Arthur mich gleich so kennenlernen sollte, war wirklich schlimm. Unsere gegenseitige Vorstellung stank buchstäblich zum Himmel.

Wenigstens kann es nicht mehr schlimmer werden.

So dachte ich, bis Arthur sich über mich beugte, um mich sauber zu wischen – und ich einen fahren ließ.

Was für ein Glück, dass er einfach darüber lachen konnte. »Sie hätten mich wenigstens warnen können, Rich«, kicherte er. Von dem Moment an waren wir beide sehr entspannt, und ich fühlte mich sehr wohl mit ihm.

Wenig später lernte ich Margarita kennen, eine geradezu winzige Mexikanerin. Sie war vielleicht eins fünfzig groß, aber stark wie ein Ochse. Und das bewies sie mir, kaum dass sie ins Zimmer gekommen war.

»Zeit zum Baden«, verkündete sie mit ihrem kräftigen Akzent und einem Lächeln auf den Lippen. In dem Moment wünschte ich mir, ich hätte eine Blinzelsequenz für »Wie bitte?«. Ich würde mit Lili etwas entwickeln müssen.

Als könnte sie meine Lippen lesen, fragte Margarita: »Sie glauben doch wohl nicht, nur weil Sie im Bett liegen, müssen Sie nicht baden, oder?« Dann lachte sie laut, und mir wurde klar, dass ich mich nicht verhört hatte. Aber wie wollte sie mich in eine Badewanne kriegen? Ich hatte zwar einiges an Gewicht verloren, aber ich konnte mir nicht vorstellen, wie sie das schaffen wollte.

Aber dann rollte Arthur die Trage neben mein Bett, Margarita ließ die Seitengitter herunter und wuppte mich scheinbar mühelos auf den Wagen. Mein Bettnachbar John kicherte. Er wusste ja, was kam.

Ich war immer noch dabei, Margaritas übermenschliche Kräfte zu bewundern, als wir auch schon in ein voll ausgestattetes Badezimmer hineinfuhren – allerdings mit einem Unterschied. Während das Wasser einlief, knöpfte Margarita mein Hemd auf, und zum ersten Mal seit meinem Schlaganfall sah ich, wie ausgezehrt mein Körper inzwischen war. An den Schlauch in meinem Kehlkopfschnitt, den Blasenkatheter mit dem Beutel und die Magensonde hatte ich mich mittlerweile gewöhnt, aber dieser Anblick war trotzdem schockierend.

Das Wasser füllte eine riesige Whirlpool-Wanne. Kurz fragte ich mich, wofür sie eine so große Wanne brauchten, aber das wurde mir bald klar. Erst einmal wurde meine nackte Gestalt auf eine Art Tischplatte aus Plastik gehievt, die neben der Wanne angebracht war. Dann bewegte sich diese Platte auf einen Knopfdruck hin, bis sie über der Wanne schwebte, und dann wurde sie abgesenkt, bis die gesamte Konstruktion im warmen Schaumbad verschwunden war – mit mir, gerade so, dass der Schlauch in meiner Luftröhre noch herausschaute.

Es war wunderbar. So etwas Schönes hatte ich seit Wochen nicht erlebt. Das warme Wasser auf meiner Haut war schon Therapie genug. Und als die Düsen eingeschaltet wurden, bekam ich eine Massage und ein Schaumbad in einem. Margarita wusch mir die Haare und schrubbte mich rundum sauber. So ein wunderbares Bad hatte ich überhaupt noch nie erlebt.

Glücklich über so viel Fürsorge und Aufmerksamkeit kehrte ich in mein Zimmer zurück und dachte mir, die Kollegen hätten eine sehr hohe Messlatte für die Abendschwester gelegt. Aber Brenda kam damit mühelos zurecht. Sie war reizend, legte mir den Alarmschalter mit größter Sorgfalt so ins Bett, damit ich ihn drücken konnte, ohne dass er mir wieder herunterfiel, und plauderte fröhlich mit mir, wenn sie alles erledigt hatte. Mit ihr brauchte ich mich nicht einsam zu fühlen, wenn meine Besucher nach Hause gegangen waren. Ich musste gar nichts sagen oder zeigen, sie spürte meine Traurigkeit ganz von selbst. Und bevor sie ging, fragte sie mich noch, welchen Fernsehkanal ich mir wünschte. Dann gab sie mir mein Schlafmittel und wünschte mir schöne Träume.

Ich war in bester Stimmung an diesem ersten Abend – und entschlossen, die Nacht ohne Albträume zu überstehen, wie sie in der Einrichtung an der Tagesordnung gewesen waren. Die Leute von der Nachtschicht, die ich auf dem Flur reden hörte, sprachen Englisch, wir würden uns also verständigen können. Und so schlummerte ich friedlich ein. Ich war sogar dankbar für das regelmäßige Wecken während der Nacht, das mir zeigte, wie sorgfältig sie meine Luftröhre überwachten. Abgesehen vom Absaugen, schlief ich seit Wochen zum ersten Mal wieder wie ein Baby.

Am nächsten Morgen lernte ich den Terminplan kennen, der mich begleiten würde, solange ich blieb. Ob das zehn Wochen oder zehn Jahre sein würden, hing im Wesentlichen von mir ab, das war mir klar. Aber ich konzentrierte mich auf das Heute.

Der Tag begann gleich nach der Ankunft der Frühschicht mit einer gründlichen Wäsche durch Margarita. Diesmal spielte sich das Ganze im Bett ab, aber sie versprach mir, am nächsten Tag würde wieder gebadet. Dann kämmte sie mich, putzte mir die Zähne, rasierte mich und wechselte mir die Windel, obwohl sie sauber war. Ich war beeindruckt von ihrer Sorgfalt.

Um acht Uhr kam der Arzt, um nach mir zu sehen. Er war ganz zufrieden mit meinem Zustand, wollte aber überprüfen, dass mir die Physiotherapie nicht schadete. Es war alles in Ordnung, mehr noch, die Thrombose war fast verschwunden, sodass ich bald mit beiden Beinen arbeiten würde.

Aber erst einmal stand mir eine ganz andere Therapie bevor. Ich hatte ja schon bei Dennis das Gefühl gehabt, er würde die Herausforderung unterschätzen. Aber was sich Kahlin, meine nächste Therapeutin, vorgenommen hatte, glich einer echten Bergbesteigung. Ich beneidete sie ganz und gar nicht. Als sie sich als meine Sprachtherapeutin vorstellte, wünschte ich mir, sie würde einfach einen schönen langen Spaziergang machen, dann hätte wenigstens sie etwas von dieser Stunde.

Aber Kahlin ignorierte meinen Zynismus und ging mit mir die verschiedenen Techniken durch, die sie anwenden würde – und die Ergebnisse, die sie sich davon erhoffte. Am Anfang hörte ich noch höflich zu, aber als sie erwähnte, es ginge auch darum, dass ich wieder selbstständig essen lernte, blendete ich ihre Stimme allmählich aus. Die Frau machte sich doch etwas vor! Ich hatte keinerlei Kontrolle über meinen Unterkiefer und meine Zunge, und ich hatte ein Loch in der Luftröhre, um Himmels willen! Wie sollte ich denn damit sprechen oder essen?

Arme Kahlin. Dennis konnte meine Arme und Beine wenigstens bewegen, aber sie konnte ja schlecht meine Zunge und meine Stimmbänder packen und wieder zum Leben erwecken!

Junge, das wird eine lange Stunde …

Irgendwann an diesem Vormittag kam Melanie. Endlich ein vernünftiger Mensch in diesem Zimmer, dachte ich. Sie würde wenigstens nicht von mir erwarten, dass ich durch irgendwelche Reifen sprang, die jemand hoch hielt.

Aber als meine nächste Anwendung begann, war sie es, die mich anfeuerte.

Christine stellte sich als Beschäftigungstherapeutin vor. Das musste mir nun wirklich jemand erklären. Ich hatte schon eine Beschäftigung – oder besser gesagt, ich hatte eine gehabt. Inzwischen fehlte ich so lange in der Schule, dass sie den Job bestimmt jemand anderem gegeben hatten.

Aber Christine erklärte mir, im Unterschied zu Dennis würde sie an meiner Feinmotorik arbeiten. Dennis würde mir zeigen, wie man einen Tennisschläger schwingt – sie würde mich dazu bringen, einen Ball durch meine Finger zu rollen. Den Unterschied begriff ich sehr wohl, aber auch hier fragte ich mich, was das Ganze sollte. Oder wollte sie mir beibringen, mit meinem einzigen beweglichen Zeh zu schreiben?

Meine Skepsis wurde von Minute zu Minute größer. Dann kam Dennis – und schickte sie in den Himmel hinauf.

Der Verlauf der Stunde mit all den Biegungen und Drehungen und so weiter unterschied sich nicht sehr von dem am Tag zuvor. Aber dann passierte etwas, was mich vollkommen verblüffte: Einer der Ärzte kam am Ende der Stunde herein und schaute zu, und nach fünf Minuten erklärte er, er würde so schnell wie möglich einen elektrischen Rollstuhl bestellen.

Dennis ließ mein Bein fast fallen. »Ach was«, sagte er, »nur nichts übereilen.«

Der Arzt zog eine Augenbraue hoch. »Was soll das denn heißen, Dennis?«

»Das kann ich Ihnen sagen. Dieser Mann hier wird auf seinen eigenen zwei Füßen hier rauslaufen, da sollten wir kein Geld für ein Gerät verschwenden, das er gar nicht braucht.«

Der Arzt sah aus, als zweifelte er an Dennis' Verstand. Melanie fiel fast vom Stuhl. Und ich? Ich dachte, das sei nur wieder Dennis' wenig subtile Art, mich anzufeuern, damit ich mir noch mehr Mühe gab.

Wahrscheinlich sagt er das zu allen Patienten, aber ich werde ja wohl auf keinen Fall hier hinausgehen – ich werde überhaupt nie wieder irgendwohin gehen.

Die Leute hier haben noch nie mit einem Locked-in-Patienten zu tun gehabt, da bin ich mir ziemlich sicher. Die Ärzte wundern sich schon, dass ich überhaupt noch lebe; manchmal kann ich es in ihren Augen sehen. Sie stochern total im Nebel. Hin und wieder glaube ich, jedes Mal, wenn ich etwas sage oder tue, laufen sie hinterher hinaus und durchsuchen ihre Bücher und das Internet, um herauszufinden, was das alles bedeutet und was als Nächstes passieren wird. Ja, vermutlich verdanke ich dem Internet mein Leben. Ich weiß, dass sie ihr Bestes tun, aber trotzdem – ich bin nur ein Experiment, ein Fall für die Forschung, den sie eines Tages auf irgendeinem medizinischen Kongress vorstellen werden.

Wenigstens sind sie realistisch, während meine Therapeuten so tun, als hätte ich mir nur den Fuß verstaucht. Haben sie denn die Wikipedia-Seite über das Locked-in-Syndrom nicht gelesen?

Nein, ich werde nicht hier rauslaufen. Ich kann nicht mal aufrecht sitzen!

Die Ärzte gingen also ihren vorsichtigen medizinischen Weg, während die verschiedenen Therapeuten viel ehrgeizigere Ziele verfolgten. Das waren bereits zwei sehr unterschiedliche Herangehensweisen, aber bald kam noch eine dritte dazu.

Bei einem Besuch meiner Schwester kam das Thema »Alternative Medizin« zur Sprache. Carol glaubt sehr daran, vor allem an Akupunktur. Melanie spitzte die Ohren und meinte auch, ich sollte einen Versuch damit wagen.

»Du hast doch nichts zu verlieren«, sagte sie. Und da hatte sie natürlich recht. Trotz meines grünen Fingers war ich kein Freund von Kräutermedizin oder irgendwelchen New-Age-Sachen, aber ich halte mich durchaus für offen, und so gab ich ihnen grünes Licht.

Melanie kontaktierte sofort Lili, die daraufhin einen Weg durch das administrative Labyrinth bahnte, sodass ein Heilpraktiker im Care Meridian zugelassen wurde. Währenddessen suchte Carol nach einem Spezialisten für Akupunktur und fand eine bemerkenswerte junge Frau namens Sarah, die unter den Anhängern alternativer Therapieformen in Marin County einen ungeheuer guten Ruf genoss.

Alles ging gut, und ich freute mich sogar auf die erste Behandlung durch Sarah – bis ich sah, wie groß die Nadeln waren. Nachdem mein Körper (bis auf den Zeh und die geringfügige Bewegungsfähigkeit des Halses) komplett gelähmt war und ich nicht schreien konnte, wenn es wehtat, war ich mir alles andere als sicher, ob ich mit dieser Sache weitermachen wollte. Sarah jedoch bezauberte und beruhigte mich. Sie versprach mir, es würde überhaupt nicht wehtun, und ich würde sofort spüren, wie gut mir die Behandlung tat. Ich glaubte ihr kein Wort, aber dann gestand sie mir, dass sie bereits eine Nadel in meinen Zeh gesetzt hatte. Und ich hatte wirklich nichts davon gemerkt.

Sarah erklärte mir einige kluge und einleuchtende Dinge über Akupunktur, während sie arbeitete. Die Nadeln wurden an bestimmte Energiepunkte gesetzt, um meine Nervenenden und Muskeln zu stimulieren, die allesamt aufgehört hatten, miteinander zu kommunizieren. Das klang vernünftig. Oder gefiel mir nur einfach Sarahs Art? Ich würde wohl abwarten müssen, denn Sarah meinte, nach etwas zwölf Anwendungen würden sich erste Ergebnisse zeigen. Also verabredeten wir uns für zwei Anwendungen pro Woche.

In Fairfax fing ich auch an, ziemlich viel fernzusehen. Auf der Intensivstation war der Fernseher eine gute Ablenkung gewesen, aber jetzt schaute ich aktiver und spürte auf diese Weise weniger, was mit mir passierte – oder besser gesagt, nicht passierte. Im Grunde genommen lief der Apparat rund um die Uhr, denn wenn ich mitten in der Nacht aufwachte, war das immer noch erschreckend, so komfortabel meine Umgebung auch sein mochte. (Mein Bettnachbar John war nach einer Woche in ein Einzelzimmer umgezogen.) Das Blöde war nur, dass ich jemanden brauchte, der von einem Kanal auf den anderen umschaltete. Aber nachdem ich jetzt einen Alarmknopf gleich neben dem Kopf hatte, war auch das kein ernsthaftes Problem mehr.

Außerdem konnte ich beim Fernsehen ganz gut die Übungen durchgehen, die Dennis und die anderen Therapeuten mir aufgegeben hatten. Wenn meine »Lehrer« mich nicht beobachteten, entspannte ich mich leichter, und Zeit hatte ich ja genug. Aber tage- und nächtelang tat sich überhaupt nichts.

Dann, eines Abends, während ich mit einem Kissen im Rücken auf den Fernseher starrte, gelang es mir tatsächlich, mein linkes Bein zu bewegen. Ich versuchte das schon so lange, dass ich einen Riesenschrecken bekam, als es tatsächlich passierte. Aber ich bildete mir das nicht ein, mein Bein drehte sich tatsächlich auf Kommando zur Seite.

Ich konnte es kaum glauben, zumal es sich um das Bein mit der Thrombose handelte, das viel weniger Aufmerksamkeit erhalten hatte als das andere. Aber es drehte sich nach links und nach rechts, genau wie ich es wollte.

Lag das an der Akupunktur? Oder war das die logische Abfolge, nachdem der Zeh wieder »aufgewacht« war? Ich wusste nur eins: Ich hätte am liebsten das ganze Haus zusammengerufen. Tatsächlich bewegte ich meinen Kopf Richtung Alarmschalter – aber dann hielt ich inne. Die Neuigkeit konnte warten, bis der Mensch kam, mit dem ich sie vor allen anderen teilen wollte. Und das war diesmal nicht Lili.

Sondern Dennis.

Er hatte eine so positive Einstellung gehabt, jedenfalls solange er bei mir war. Und das war auch nötig. Nach fast drei Wochen ohne irgendwelche Ergebnisse gaben die Ärzte allmählich die Hoffnung auf, aber Dennis machte einfach weiter und sagte immer wieder, es würde irgendwann passieren.

Und jetzt war es passiert.

Wie nicht anders zu erwarten, war er hoch erfreut, als er davon erfuhr. Und wie nicht anders zu erwarten, erklärte er mir sofort, das sei erst der Anfang meiner Rehabilitation. Statt mich im Glanz meines Erfolges zu sonnen, sollte ich mein Programm sofort intensivieren.

Die Stunden mit Kahlin und Christine verbrachte ich nach wie vor im Bett, aber Dennis verlegte meine Arbeit mit ihm in den Therapieraum. Mir war klar, dass es jetzt anstrengend würde. Schon dort hinzukommen war die Hölle.

Ich sah zu, wie eine große, kranähnliche Konstruktion auf Rädern ins Zimmer geschoben wurde. Unten hatte das Teil lange Füße wie ein Gabelstapler, und von dem Arm baumelte eine Art Tragegurt aus Gummi herab. Ein bisschen sah das Gerät so aus wie eine Maschine, mit der man den Motor aus einem Auto hebt.

Allerdings sah es nicht so aus, als könnte man mich damit aus einem Bett heben. Jedenfalls nicht auf bequeme Weise.

»Darf ich vorstellen: der Hoyer Lift«, verkündete Dennis

stolz. Und während er so lebhaft mit mir redete wie immer, rollte er mich auf die Seite und legte mir die erste Hälfte des Tragegurts unter den Hintern. Dann rollte er mich auf die andere Seite und machte weiter. Die Seile wurden mit dem Gurt verbunden, und nach einer kurzen Vorwarnung drückte Dennis auf einen Knopf.

Es ging langsam, aber das machte die Sache nicht besser. Gerade hatte ich noch praktisch flach im Bett gelegen, jetzt hing ich darüber wie eine Piñata, eine dieser gefüllten Pappmaché-Figuren, die man von Kindergeburtstagen kennt. Und genauso fühlte ich mich auch.

Mit der Unbequemlichkeit meiner Lage konnte ich umgehen, aber die Demütigung machte mich rasend. Es war ja nicht so, als hätte mich ein Hubschrauber ans Seil genommen, um mich aus irgendeiner Gefahr zu retten. Nein, man hob mich lediglich aus dem Bett! Und Dennis beförderte mich nicht etwa auf eine Trage, sondern er wollte mit mir in dieser Position bis auf die andere Seite des Gebäudes ziehen, wo sich der Therapieraum befand. Ich weiß nicht, wie lange es dauerte, aber jede Sekunde auf dem Weg durch die Flure, zusammengeschnürt wie ein Bösewicht bei Spiderman, brachte mich fast zum Heulen. Es war schon schlimm genug, dass Arthur mir jeden Tag den Hintern abwischen musste, aber diese Demütigung war ein echter Tiefpunkt. An diesem Tag hasste ich Dennis, der mir schon so viel Gutes getan und noch viel mehr Gutes versprochen hatte.

Im Therapieraum angekommen, war ich nicht mehr besonders unternehmungslustig, aber Dennis hatte natürlich ganz andere Pläne mit mir. Etwa 60 Zentimeter über dem Fußboden gab es in diesem Raum eine gepolsterte Plattform, die als Bett oder Sessel benutzt werden konnte. Dennis brachte den Kran direkt neben diese Plattform und senkte mich darauf hinab. Der Kran hielt immer noch mein Gewicht, und indem er meine Beine entsprechend zurechtzog und -schob, brachte mich Dennis in eine sitzende Position.

Nach mehr als einem Monat auf dem Rücken war es ein gutes Gefühl, endlich mal wieder aufrecht zu sitzen. Aber nur ein paar Minuten lang, dann fing es an, wehzutun. Erst dachte ich, meine Magensonde würde drücken, aber dann wurde mir klar, dass meine Bauchmuskeln aufjaulten. Sie waren so lange außer Betrieb gewesen, dass sie einfach vergessen hatten, wie man sich bewegt. Je länger ich da saß, desto wackeliger wurde ich. Aber Dennis lockerte ganz allmählich den Tragegurt, und plötzlich saß ich ganz allein aufrecht. Natürlich ruhte mein Rücken auf einer gepolsterten Lehne, aber ich kippte nicht um.

Das machte das Elend mit dem Krantransport fast wett.

Aber nur fast …

Die nächsten Tage ging es so weiter. Eines Nachmittags jedoch hob mich Dennis zwar wie gewöhnlich aus dem Bett, ging dann aber nicht mit mir in den Therapieraum, sondern setzte mich in einem Rollstuhl. Er schien tatsächlich zu glauben, dass ich nicht zusammenklappen würde. Ein kleiner Schritt, aber er eröffnete mir eine ganze neue Welt: die Welt außerhalb meines Zimmers.

»Also, Rich, Sie dürfen sich was wünschen. Wohin sollen wir gehen?«

Wie gern hätte ich jetzt meinen Mund bewegen können. Wie gern hätte ich meinem wunderbaren, hartnäckigen, geduldigen Therapeuten jetzt nicht nur gedankt, sondern ihn vor allem angelächelt! Mein Gesichtsausdruck war jetzt schon so lange ohne jede Veränderung, dass ich vergessen hatte, wie sich ein Lächeln anfühlte. Und ich kriegte es auch jetzt nicht hin, aber als ich vom Rollstuhl aus die Flure der Rehaklinik wahrnahm, passierte etwas anderes, was ich lange nicht erlebt hatte.

Ich weinte.

Das Gefühl der warmen Träne auf meiner Wange wäre schon wieder ein Grund zum Lächeln gewesen. Nach all den Schlägen, die meine Männlichkeit in letzter Zeit erlitten hatte, machte mir dieses kleine Zeichen von Gefühlen nichts mehr aus. Ich war einfach außer mir vor Freude, weil mir klar wurde, was es bedeutete: Irgendetwas tat sich in mir!

Der Rollstuhl fühlte sich an wie eine Stretchlimousine, so glücklich war ich, endlich aufrecht zu sitzen und nicht mehr flach auf dem Rücken zu liegen. Alle Leute, an denen wir vorbeifuhren, sagten mir, wie sehr sie sich freuten, mich so wohlauf zu sehen. Nach wie vor hatte ich Schläuche in sämtlichen Körperöffnungen, aber ich wusste, was die Leute meinten.

Schließlich kamen wir zu der gläsernen Doppeltür an der Rückseite des Hauses, und ich sah Gras, Blumen und Bäume. Wie lange war das her? Als Dennis die Tür öffnete und ich wirklich rauskonnte, als der Duft der Pflanzen und des frisch gemähten Grases mir in die Nase zog, war ich wie im Himmel. Und da hatte ich noch nicht mal die Sonnenstrahlen wahrgenommen, die mein Gesicht und meine Arme streichelten. Diesen Augenblick vergesse ich nie. Es war, als erlebte ich die Geräusche, die Empfindungen und Farben zum ersten Mal.

Es hätte in Strömen regnen können, der Rasen hätte verschlammt sein können, die Blumenbeete hätten voller Unkraut sein können. Mir hätte es nicht einmal etwas ausgemacht, wenn sämtliche Nachbarn ihren Müll in diesen Garten geschmissen hätten. Nachdem ich so lange geglaubt hatte, ich würde nie wieder etwas anderes sehen als einen Fernsehschirm, war ich einfach nur dankbar, draußen zu sein. Ich atmete den süßen Duft der Blumen ein und schaute in den blauen Himmel, aber dieser kurze Aufenthalt im Garten schenkte mir noch etwas anderes: den Mut zum Träumen, die Kraft, mir vorzustellen, dass es für mich ein Leben außerhalb von Care Meridian geben konnte und würde. Ich musste es nur fest genug wollen.

Und jetzt wollte ich.

Aber dann ging etwas schief. Der Himmel wurde dunkler, das Grün des Rasens wurde grau, und das Rot, Gelb und Rosa der Blumen verschwand. Ich hörte, wie jemand von weit, weit her immer wieder meinen Namen rief.

Und dann wurde um mich herum alles schwarz.

18
Hallo, Schatz

Jetzt bin ich also tot. Warum habe ich denn nur so lange dagegen angekämpft? So schlimm ist es doch gar nicht. Eher friedlich. Keine hellen Lichter, kein Lärm, keine Foltermaschinen. Eigentlich gefällt es mir. Nur schade, dass ich mich nicht verabschieden konnte. Ich hätte so gern …

Moment mal, ruft da jemand nach mir?

Wer weiß denn, dass ich hier bin?

Ich erwachte im Bett. Nachdem ich so lange auf dem Rücken gelegen hatte, war mir das Blut abgesackt, als ich eine Weile aufrecht im Rollstuhl saß. Ich war nur ohnmächtig geworden, aber das wusste Dennis ja nicht. Er musste einen Riesenschrecken bekommen haben, mehr als ich.

Danach schraubte er aus gutem Grund sein Programm ein bisschen zurück. Die nächste Woche blieb ich im Bett, und wir nahmen unsere alten Bewegungsübungen wieder auf. Ich arbeitete auch nach wie vor mit Christine und Kahlin. Verglichen mit Dennis' Erfolgen rannten die beiden bei mir gegen eine Wand, aber sie versicherten mir unisono, es sei alles nur eine Frage der Zeit.

Ich hätte ihre Zuversicht so gern geteilt!

Jetzt lag ich also wieder im Bett, abgesehen von den Whirlpool-Ausflügen mit Margarita, aber so entging ich wenigstens den Schrecken des Hoyer Lifts. Natürlich konnte ich mir Eitelkeit nicht wirklich leisten, aber mein Ego bekam jedes Mal einen Schlag, wenn Dennis mich mit dem Kran hochhievte. Mein letztes bisschen Männlichkeit hatte sich in Luft aufgelöst, als er mich zum ersten Mal damit durch die Gegend gefahren hatte. Und wenn ich irgendwie den Anschein von Autorität wiederherstellen konnte, dann würde ich es tun, das hatte ich mir geschworen.

Tatsächlich musste ich nicht lange auf eine Gelegenheit warten. Nicht unbedingt die Gelegenheit, die ich mir ausgesucht hätte, aber besser als nichts.

Es fing damit an, dass ich das vertraute Grummeln in meinem Bauch spürte, als sich meine Eingeweide auf die nächste Entleerung vorbereiteten (tut mir leid, wenn ich das so direkt ausdrücke, aber freundlicher geht es nicht!).

Na, großartig, das hat mir gerade noch gefehlt. Noch eine Demütigung.

Aber diesmal fühlte es sich irgendwie anders an. Fast ein bisschen so wie früher. Wenn ich mich ganz stark konzentrierte, konnte ich das Grummeln nämlich beenden.

Vielleicht bekomme ich mein Gedärm langsam wieder unter Kontrolle.

Es musste wohl an den vielen Trainingseinheiten für die tiefe Rumpfmuskulatur liegen, die ich mit Dennis absolviert hatte, bevor ich ohnmächtig geworden war. Vielleicht konnte ich später mal jemand danach fragen. Im Moment war ich nur damit beschäftigt, den frisch erwachten Muskel auf die einzig mögliche Weise anzuspannen. Eine Stunde später – die Windel blieb sauber. Noch eine Stunde – immer noch nichts. Ich hielt ein, so lange ich konnte, als würde mein Leben davon abhängen.

Wenn ich sage, dass meine Betreuer erst einmal nichts davon merkten, ist das nicht als Kritik gemeint. Vermutlich dachten sie, jemand anderer hätte meine Windel gewechselt. Oder sie machten sich überhaupt keine Gedanken über meine Verdauung, überprüften nur routinemäßig die Windel und wechselten sie, wenn nötig. Ehrlich gesagt, mir war das auch egal.

Was ich mit diesem »Saubere Windel«-Protest bezweckte,

war mir selbst nicht klar. Ich fand nur, dass nach all den Demütigungen der letzten paar Wochen ein bisschen Schmerz oder Unbequemlichkeit schon in Ordnung war. Jedenfalls musste mir in dieser Zeit niemand den Hintern abwischen.

Aber weit gefehlt.

Irgendwann merkte Arthur, dass ich eine Weile keinen Stuhlgang gehabt hatte. Er fragte mich, ob ich ihn etwa zurückhielte, und ich gab es zu und blinzelte. So glücklich ich war, wieder ein bisschen Kontrolle zurückgewonnen zu haben, so sauer war er über meine Dummheit. Und allmählich begriff ich es auch: Ich hatte so lange alles zurückgehalten, dass ich mir eine Verstopfung eingehandelt hatte. Jetzt ging gar nichts mehr, selbst wenn ich gewollt hätte.

Was dann kam, war viel schlimmer als alles Saubermachen. Es war sogar schlimmer als die Fahrten mit dem Hoyer Lift. Tatsächlich hätte nicht einmal eine Kombination aus beidem unwürdiger sein können – für uns beide.

Um die Verstopfung aufzulösen, rollte mich Arthur auf die Seite und gab mir ein Abführzäpfchen. Als ich ihn seufzen hörte, war mir klar, dass es nicht wirkte. Was nun? Ganz einfach – und ganz schrecklich. Ich blieb auf der Seite liegen, und Arthur führte seine Finger in meinen Darmausgang ein, um ihn »auszuräumen«. Das tat nicht besonders weh, aber ich schämte mich in Grund und Boden. Der arme Kerl! Und alles nur, um meinen Stolz zu befriedigen. Wenigstens musste ich sein Gesicht dabei nicht sehen.

Ich bin sicher, Arthur steckte das locker weg, aber für mich war es eine traumatische Erfahrung, die ich kein zweites Mal machen wollte.

Ich bin nie so ein Typ gewesen, der alle ständig daran erinnern muss, was für ein toller Kerl er ist. Ich treibe Sport, weil es mir Spaß macht, nicht weil ich glaube, dass ich damit »männlicher« aussehe. Und aus dem gleichen Grund fahre ich Motor-

rad. Ich bin zur Polizei gegangen, weil ich einen Dienst an der Gemeinschaft leisten wollte, nicht um mir etwas zu beweisen. Ich habe kein besonders ausgeprägtes Männer-Ego. Jedenfalls habe ich das immer gedacht. Aber wenn das stimmt, warum macht es mir dann so viel aus, mit dem Hoyer Lift durch die Gegend transportiert zu werden wie ein Goldfisch in der Plastiktüte? Und warum lasse ich mich auf solche albernen Machtspielchen mit meinem Darm ein? Doch nur, weil ich beweisen will, dass ich immer noch ein Mann bin, der seinen Körper unter Kontrolle hat.

Ich bin nicht stolz darauf, aber das ist auch nicht die ganze Geschichte. Tatsache ist, ich möchte Leuten nicht lästig sein. Wenn ich Arthur die Arbeit erleichtern könnte, indem ich nicht mehr in die Windel mache, dann würde mir das gut gefallen. Mir war nur nicht klar, dass ich ihm mit meinem Tun die Arbeit so viel schwerer gemacht habe. Und das nervt mich so sehr, dass ich jetzt weine. So wie ich auch jeden Abend weine, wenn Lili, Melanie oder Shannon nach Hause fahren.

Und es ist mir egal, ob es jemand sieht. Ich weiß, ich bin trotzdem ein Mann.

Allmählich machte ich Fortschritte. Mein rechtes Bein fing an zu zucken, genau wie das linke etwa eine Woche zuvor. Selbst meine Sprachtherapeutin Kahlin merkte etwas. Nach wochenlangem Stillstand hatten wir meine Stunden reduziert, sodass sie nur noch alle zwei Tage zu mir kam, wohl vor allem, damit ich nicht ständig frustriert wurde. Und sie hatte recht, ich war frustriert. Tagelang, wochenlang schien die Möglichkeit, je wieder sprechen zu können, wie ein unmöglicher Traum. Aber dann, eines Nachmittags, als sie zu mir kam und mich fragte, wie es mir ginge, änderte sich das.

Ich warf einen Blick auf meine Buchstabiertafel, sie nahm sie, und wenig später starrte sie ungläubig auf die Worte, die sie geschrieben hatte.

Z.U.N.G.E. B.E.W.E.G.T. S.I.C.H.

Dann breitete sich ein strahlendes Lächeln auf ihrem Gesicht aus. »Nein, wirklich?«, fragte sie. »Das muss ich mir anschauen.«

Und mit gut geschulter Vorsicht öffnete sie mir den Mund und spähte hinein.

»Versuchen Sie's noch mal, Rich?«

Ich konzentrierte mich auf sämtliche Muskeln meines Mundbodens. Sie waren doch so viel näher an meinem Gehirn, da musste es doch eigentlich leichter fallen, sie zu bewegen, als meine Beine. Aber es fühlte sich an wie Gewichtheben. Ich wusste, dass ich es konnte, aber es kostete unglaublich viel Kraft.

Aber plötzlich spürte ich ein Zucken. Und Kahlins immer noch strahlenderes Lächeln sagte mir, dass sie es ebenfalls bemerkt hatte.

Wir hofften beide, dass dies der Beginn einer einigermaßen zügigen Besserung wäre. Aber es gab ein Problem: der Schlauch in meiner Luftröhre. Ohne Luft, die über die Stimmbänder strich, konnte ich nicht sprechen. Und solange der kleine Ballon meine Luftröhre nach oben abschloss, würde sich nichts ändern. Abgesehen davon, dass mich der Ballon natürlich auch daran hinderte, normal zu essen. Aber Kahlin sagte, der Atemschlauch würde nicht ewig da bleiben, und in der Zwischenzeit sollte ich einfach anfangen, meine Zunge zu trainieren. Wie alle anderen Muskeln in meinem Körper brauchte auch die Zunge dringend Bewegung.

So weit, so gut. Dann ging sie allerdings an den Schrank und kam mit einem kleinen Handspiegel zurück. Und ich geriet sofort in Panik.

»Wenn Sie Ihre Zunge sehen, können Sie sie vielleicht einfacher kontrollieren.«

Nein!

Inzwischen war einige Zeit vergangen, aber ich wollte nach wie vor keinen Spiegel. Ich wusste, dass ich gute Fortschritte gemacht hatte, aber ich wollte mich auf keinen Fall in diesem Zustand sehen. Nur – wie sollte ich das Kahlin erklären?

Ich schaute so drängend wie möglich auf die Buchstabiertafel, aber Kahlin hatte im Moment nur Augen für den Spiegel. Also hatte ich keine andere Wahl: Als sie mir den Spiegel vors Gesicht hielt, machte ich die Augen zu. Das war meine einzige Waffe.

»Rich?«, fragte Kahlin nach ein paar Sekunden verwirrt. »Alles in Ordnung?«

Ich machte die Augen kurz auf, blinzelte zweimal und schloss sie dann wieder ganz fest. Und ich war entschlossen, dabei zu bleiben, wenn es nötig sein sollte.

Aber Kahlin begriff. »Sie haben ein Problem mit dem Spiegel?«

Wieder ein schnelles Blinzeln, dann Augen zu.

»Okay, ich kann verstehen, dass sie sich nicht im Spiegel sehen wollen. Dann denken wir uns etwas anderes aus.«

Und sie legte den Spiegel so ruhig aufs Bett wie ein Polizist, der seine Waffe weglegt, weil jemand auf ihn zielt. Erst danach machte ich die Augen wieder auf.

»War nur so eine Idee«, sagte Kahlin. »Wir lassen uns was anderes einfallen.«

Und ihr fiel so einiges ein. So lange hatte sie gar keine Erfolge gesehen, aber jetzt zeigte sie mir neue tägliche Übungen, die mich aufs Sprechen und Schlucken vorbereiten sollten. Jede dieser kleinen Übungen war mindestens so heftig wie die Sachen, die Dennis sich für mich ausdachte, und am Ende unserer Stunden war ich jedes Mal total fertig. Umso mehr, als ich nicht einsah, was sie bringen sollten.

Ja, ich konnte meine Zunge bewegen, aber mein Kiefer

war immer noch fest verschlossen. Ich vermutete, dass er durch den Gummiblock Schaden genommen hatte, mit dem man ihn am Anfang offen gehalten hatte. Und ich konnte mir überhaupt nicht vorstellen, wie ich ihn jemals wieder unter Kontrolle kriegen sollte.

Meine Zunge spielt überhaupt keine Rolle. Wenn ich nicht irgendwann Bauchredner werden will, ist das alles völlig sinnlos.

So optimistisch Kahlin auch war, vor mir lag nur eine weitere düstere Nacht mit ebenso düsteren Gedanken. Mit Gedanken über mein Leben im Schweigen. Mein schweigendes, sitzendes, schwächliches Leben.

So deprimierend solche Gedanken auch manchmal waren, ich war mir immer sicher, dass ich irgendwann wieder außerhalb der Reha-Klinik leben würde. Nur an der Qualität dieses Lebens hatte ich meine Zweifel. Was mich aber nicht daran hinderte, voller Elan meine Therapiestunden zu absolvieren. Und so kam es vielleicht, dass ich irgendwann während einer solchen Stunde plötzlich spürte, wie sich mein Kinn von der Nase wegbewegte. Ich konnte meinen Mund bewegen! Meinen Kiefer!

Selbstverständlich hatte Kahlin auch für diese neue Entwicklung Übungen parat. Dann ging sie einen Schritt weiter und zeigte mir ein Gerät, dass sich Passy-Muir-Ventil nannte. Nachdem der Ballon nach wie vor meine Luftröhre abschloss, bekamen meine Stimmbänder keine Luft und ich konnte keinen Laut hervorbringen. Das Ventil erlaubte es mir, durch den Atemschlauch Luft anzusaugen und damit zu sprechen.

Ich war ganz wild darauf, das Teil auszuprobieren, aber die Arbeit damit erwies sich als wirklich anstrengend. Ich wünsche niemandem, dass er irgendwann durch einen Atemschlauch und einen Kehlkopfschnitt atmen muss, aber die Sache mit diesem Ventil schien erst mal ganz unmöglich. Schon ein einziger Atemzug war so anstrengend, dass ich mich fragte, ob das Ventil überhaupt geöffnet war.

»Es geht auch darum, Ihr Zwerchfell zu trainieren, damit wir den Atemschlauch irgendwann entfernen können«, erklärte Kahlin. »Wir steigern das schrittweise. Wenn Sie zweiundsiebzig Stunden durch das Ventil atmen können, kommt der Schlauch raus.«

Während ich ihr zuhörte, sprangen mir fast die Augen aus den Höhlen, so sehr strengte ich mich an.

Zweiundsiebzig Stunden? Zweiundsiebzig Sekunden, wenn ich Glück habe!

Jeder Schritt vorwärts schien von Rückschlägen begleitet, nicht nur in der Arbeit mit Kahlin. Als Dennis meinte, jetzt könnten wir es noch mal mit dem Rollstuhl versuchen, tauchte ein neues Problem auf. Ich konnte fünf, zehn, dann fünfzehn Minuten darin sitzen, aber weil ich so viel Gewicht verloren hatte und fast keine Muskeln mehr am Hintern besaß, war das Sitzen sehr unangenehm. Selbst mit einem Kissen auf dem Ledersitz war ich ständig versucht, mein Gewicht zu verlagern – und das konnte ich ja nicht.

Um meine Muskeln an den Beinen und am Hintern wiederaufzubauen, steigerte Dennis die Übungen für den unteren Körper, und so lernte ich ein neues Gerät kennen. Es schüchterte mich noch mehr ein als der Sitz-Tisch, und vor allem: um es zu erreichen, musste ich wieder in den Hoyer Lift.

Der »Steh-Tisch« sah aus und fühlte sich an wie ein Fahrgeschäft auf dem Jahrmarkt. Im Zirkus hatte ich schon mal gesehen, wie eine Frau an eine senkrecht stehende Scheibe geschnallt worden und damit herumgewirbelt worden war, während jemand mit Messern nach ihr warf. So ähnlich fühlte sich auch dieses Teil an. Ich wurde mit dem Lift abgesenkt, bis ich mit dem Rücken darauf lag, und dann wurde ich festgeschnallt, wobei meine Füße in Plastikschienen steckten. Außerdem hatte das Gerät Griffe, über die meine Arme gelegt wurden. Als Dennis mit allem zufrieden war, schaltete er das Gerät ein und ich wurde aufgerichtet, bis ich senkrecht »stand«.

Da ich festgeschnallt war, konnte ich nicht nach vorn kippen, aber das Körpergewicht auf meinen Beinen war unglaublich schmerzhaft, obwohl ich inzwischen fünfundzwanzig Kilo weniger wog als vor dem Schlaganfall. Als hätten sich meine Beinmuskeln in Luft aufgelöst. Selbst meine Knochen hatte Mühe, in die richtige Richtung zu zeigen. Die ganze Prozedur dauerte kaum fünf Minuten, dann neigte sich das Brett wieder. Ich hätte vor Erleichterung am liebsten geweint.

Aber Dennis war sehr zufrieden mit mir. Fünf Minuten waren fünf Minuten. Vor einem Monat – noch vor einer Woche! – hätte ich durchgehangen, als wäre ich aus Gummi. Natürlich war ich noch schwach, aber wir würden jeden Tag mit dieser Maschine weitermachen, um meine Kraft zu fördern.

Und er dachte sich gleich noch eine Übung für mich aus, die auf den ersten Blick einfacher aussah. Was sich als großer Irrtum herausstellte.

Mein magerer Hintern war wenig begeistert darüber, aber Dennis hielt den Rollstuhl für ein wichtiges Werkzeug, nicht nur um mich zum Sitzen zu bringen, sondern auch, um meine Gehfähigkeit zu fördern. Nachdem ich jetzt beide Beine wieder ein bisschen bewegen konnte, brachte er mir ein Übungsgerät mit, das aussah wie die Pedale und Tretlager eines Fahrrads, auf eine Kiste montiert. Wenn ich im Rollstuhl saß und die Bremse angezogen war, konnte ich im Sitzen die Füße auf die Pedale stellen. Am Anfang schaffte ich nur ein paar schwache Umdrehungen, und auch die nur mit Dennis' Hilfe. Aber am Ende der Woche fuhr ich schon fünf Minuten lang allein. Dennis hatte mir das Ziel gesetzt, jeden Tag zwei Stunden im Rollstuhl zu sitzen und dabei so lange wie möglich mit den Pedalen zu trainieren. Ich glaube, das längste, was ich schaffte, war eine Dreiviertelstunde. Aber wenn man bedachte, dass ich noch vor Kurzem nicht einmal zum Sitzen in der Lage gewesen war … Offensichtlich machten meine Beine deutliche Fortschritte.

Wenn meine Arme nur ähnlich gut mitgespielt hätten! Ich war kurz davor, aufzugeben, als ich endlich das erste Zucken in den Fingern spürte. Das war ein richtiger Schock. Erst reagierte die linke Hand, dann die rechte, genau wie bei den Beinen. Als das linke Bein sich zum ersten Mal wieder bewegte, hatten mir die Ärzte gesagt, dass die rechte Gehirnhälfte für diese Körperseite zuständig sei. Das Blutgerinnsel in meinem Gehirn hatte also offenbar meine linke Gehirnhälfte stärker geschädigt als die rechte.

Ich hatte nicht gedacht, dass es so lange dauern würde, bis die rechte Hand wieder zum Leben erwachte. Und ich hatte auch nicht gedacht, dass sie so gruselig aussehen würde. Obwohl sie höher gelegt worden war, staute sich irgendetwas darin, sie sah aus wie ein aufgeblasener Gummihandschuh: fünf schlappe, schwammige Finger, die angeschwollen waren wie Wiener Würstchen. Aber die Ärzte meinten, das wäre normal und sie würden es weiter beobachten.

Insgeheim beobachteten sie wohl ziemlich ungläubig, was mit mir passierte. Meine Fortschritte waren langsam, aber verglichen mit dem Zustand, in dem ich in diese Klinik gekommen war, waren sie sensationell. Meine Patientenakte hatte von sehr geringen Genesungschancen gesprochen – im Grunde hatten sie es nur darauf angelegt, mich am Leben zu erhalten. Aber ich war wirklich auf dem Weg der Besserung – und das in einer Weise, die sie nicht erwartet hatten. Ich war nicht nur der erste Locked-in-Patient, den sie hier behandelten, ich erholte mich auch schneller als jeder Patient, dessen Fall irgendwo dokumentiert war. Fast jeden Tag mussten sie irgendeine neue Entwicklung einschätzen und erklären.

Sie beobachteten meine rechte Hand noch zwei Wochen lang, bis sich auch da endlich etwas rührte. Nicht viel, aber ich konnte mit den Fingern zucken, während meine linke Hand schon in der Lage war, mit Zeigefinger und Daumen ein Okay-Zeichen zu bilden. Christine, meine Beschäftigungstherapeutin, war stolz wie Oskar. Und ich konnte es kaum abwarten, es meinen Lieben zu zeigen.

Lili kam nicht mehr jeden Tag, aber sie feierte jeden körperlichen Fortschritt mit mir. Außerdem plante sie eifrig meine Zukunft und traf Vorbereitungen für alle Eventualitäten. Wie üblich, tat sie das mit der Effizienz und Professionalität, die sie an den Tag gelegt hatte, seit ich ins Queen eingeliefert worden war. Ich wollte ja auch, dass sie stark blieb, und dazu musste sie manchmal etwas distanziert und »klinisch« sein. Aber als sie das nächste Mal kam, sprach sie ein Thema an, das ich auf keinen Fall angehen wollte.

»Rich, du weißt, dass ich im Moment die Vorsorgevollmacht für dich habe«, sagte sie.

Ich blinzelte Ja, fragte mich aber, worauf sie hinauswollte.

»Aber was ist, wenn mir etwas passiert?«

Was soll das heißen? Du bist acht Jahre jünger als ich und fitter, als ich je war.

Wie schon gesagt: Jedes Mal, wenn ich Fortschritte machte, passierte irgendetwas, was mich zurückwarf. Ich fragte mich, warum sie diesen Punkt überhaupt erwähnte. Schon der Gedanke an ein Leben ohne sie war unerträglich. Ohne sie hätte ich es nie bis hierher geschafft.

»Wir müssen vernünftig darüber reden, Rich«, sagte sie. »Ich bin im Moment viel mit dem Auto unterwegs …«

Sag bloß!

»... und es kann immer was passieren. Ich würde also gern eine deiner Töchter benennen, damit sie einspringt, wenn mir etwas passiert.«

Da sie die Sache sofort regeln wollte, einigten wir uns mithilfe der Buchstabiertafel auf Shannon. Später am Nachmittag fragte Lili sie, ob sie dazu bereit sei, und ein paar Tage darauf brachte sie einen Notar und einen Stapel Papiere mit. Die meisten dieser Papiere mussten Shannon und Lili unterschreiben, aber was war mit den Papieren, die ich unterzeichnen sollte?

»Sie werden sich wohl mit einem X begnügen müssen«, erklärte Lili dem Notar.

»Mehr geht nicht?«, fragte er mich.

Lili deutete auf die geschwollene Hand.

»Für mich ist es wie ein Wunder, dass das überhaupt schon geht.«

Irgendwie schafften sie es, mir einen Stift zwischen die Klauen zu schieben. Vorsichtig und mit höchster Konzentration auf meine Hand führte ich die Spitze übers Papier. Ein Strich. Anheben und zur Seite bewegen. Noch ein Strich. Nicht perfekt, aber doch zweifellos ein X. Der Notar war damit zum Glück zufrieden, zumal er ja auch selbst als Zeuge anwesend war.

»Meinen Glückwunsch, Mr Marsh, damit ist alles geregelt.«

Ja, jetzt war alles geregelt, aber ich konnte Lili kaum anschauen, als er gegangen war. Wie konnte sie auch nur annehmen, dass sie sterben würde? Der Sterbende hier war ich! Oder besser gesagt: war ich gewesen. Allmählich sah ich, dass ich auf dem Weg der Besserung war. Trotzdem: Wenn sie anfing, über eine getrennte Zukunft nachzudenken, dann musste ich etwas unternehmen. Und das Beste, was ich tun konnte, war gesund werden, jedenfalls so gesund, wie mein Körper es zuließ. Wenn Dennis glaubte, ich würde eines Tages mit einem Rollator durch die Gegend schlurfen, dann musste ich es wohl oder übel auch glauben.

Weil meine ganze Zukunft davon abhing.

Ich freue mich wirklich auf die Wochenenden, weil Lili dann kommt. Wenn sie früh genug kommt, überlassen die Schwestern ihr das Rasieren. Das ist schön, ein bisschen Intimität für uns. Ich bin doch immer noch Teil eines Paares, keine bemitleidenswerte Gestalt aus der Geisterbahn.

Leider hatten die Wochenenden aber auch ihre Schattenseite: Dennis arbeitete von Montag bis Freitag, sodass ich dann achtundvierzig Stunden lang auf mein Zimmer angewiesen war. Ich vermisste unsere Ausflüge durch die Flure der Klinik.

Aber dann, eines Samstags, fragte Arthur Lili, ob sie mit mir ein bisschen rausgehen wollte. Im Rollstuhl. Lili war außer sich vor Begeisterung und fragte sofort nach, was sie tun müsse. Arthur sagte, er würde ihr helfen, mich in den Rollstuhl zu setzen, aber schieben müsse sie selbst. Sie sah aus, als könnte sie es kaum erwarten.

So sehr ich mich darauf freute, aus dem Zimmer herauszukommen und ein Weilchen mit Lili allein zu sein, fand ich es ganz schrecklich, dass sie mich durch die Gegend wuchten sollte. Selbst mit Rädern und fünfundzwanzig Kilo leichter als früher war ich immer noch ziemlich schwer. Dennis war wirklich fit, aber er musste sich ganz schön anstrengen, wenn er mich heben wollte. Ich fand es einfach nicht richtig, dass meine Frau das machen musste.

Aber die Aussicht auf einen Tapetenwechsel war natürlich äußerst erfrischend. Als wir in den Innenhof kamen, war ich beinahe glücklich. Die frische Luft und die Septembersonne auf meinem Gesicht waren einfach wunderbar.

Nur schade, dass Lili hinter mir stand und dass ich keine Möglichkeit hatte, mit ihr zu kommunizieren. Als wir anhielten, setzte sie sich auf einen Stuhl neben mich. Für einen Augenblick vergaß ich fast, wo ich mich befand und warum ich hier war. Ich war mit Lili, meiner Frau, allein hier draußen. Geradezu romantisch war das!

Diese wenigen paar Stunden gaben mir einen frischen Impuls, mich anzustrengen, damit ich wieder gesund wurde.

Als Lili gegangen war und ich wieder allein im Zimmer lag, dachte ich darüber nach, ob ich den Atemschlauch überhaupt noch brauchte. Meine Zunge bewegte sich, mein Zwerchfell arbeitete – eigentlich hielt mich das Ding nur auf. Ich kam zwar erst sechsunddreißig Stunden mit dem Passy-Muir-Ventil zurecht, hatte also erst den halben Weg zurückgelegt, den Kahlin mir vorgezeichnet hatte. Aber ich war zuversichtlich, dass ich sehr bald wieder richtig atmen könnte.

Via Buchstabiertafel sagte ich zu Melanie, wenn die Ärzte mir erlaubten, wieder durch den Mund zu atmen, könnte ich mich während der Physiotherapie mehr anstrengen und würde viel schnellere, größere Fortschritte machen. Sie sah das genauso und ging los, um mit einem der Ärzte in dieser Angelegenheit zu sprechen. Als sie zurückkam, sagte sie mir, man würde darüber nachdenken.

Am nächsten Morgen hörte ich das Ergebnis. Einer der Ärzte kam an mein Bett und sagte zu mir: »Ich glaube, ich weiß ein bisschen mehr über diese Dinge als Sie.« Er ließ sich auf meine Logik überhaupt nicht ein und war gänzlich unbeeindruckt von meinen Fortschritten mit dem Ventil. »Der Schlauch bleibt drin.«

Sein Ton ärgerte mich fast noch mehr als seine Entscheidung. Und natürlich konnte ich es kaum erwarten, ihm zu zeigen, wie Unrecht er hatte. Aber wie?

Ein paar Tage darauf dachte ich, ich hätte es geschafft, als Arthur hereinkam und sagte: »Heute ist ein Glückstag. Ich habe den Auftrag, Sie abzustöpseln.«

Wow! Der Arzt hat seine Meinung geändert! Ich wusste, dass ich den Atemschlauch nicht mehr brauche!

Aber Arthur ging es gar nicht um den Schlauch in meinem Hals. Stattdessen machte er sich an meinem Blasenkatheter zu schaffen. Das kannte ich schon, dieser Katheter war schließlich bereits der dritte in sechs Wochen. Die letzten zwei hatten sich irgendwann entzündet und wehgetan. Aber kein Keim konnte so schmerzhaft sein wie das Gefühl, wenn der Plastikschlauch durch den Penis gequetscht wurde. Ich wusste, was jetzt kam, und wappnete mich dagegen, aber es war und blieb schlimm.

Dann war es aber doch anders. Denn ich bekam keinen neuen Katheter. Was hatte das zu bedeuten?

Arthur sagte mir, es sei wie überall: Je länger man eine Krücke benutzt, desto schwerer fällt es irgendwann, sie wieder aufzugeben. Es gab nur eine Möglichkeit, meine Blasen- und Schließmuskeln wieder zum Arbeiten zu bringen: Ich musste sie benutzen. Oder besser gesagt: versuchen, sie zu benutzen. Das Zucken im Bein hatte noch nicht bedeutet, dass ich wieder laufen konnte. Und genauso war es hier: Dass ich den Urinstrahl spürte, hieß noch lange nicht, dass ich ihn auch kontrollieren konnte.

So konnte es niemanden überraschen, dass ich mir später an diesem Tag in die Hosen pinkelte. Inzwischen durfte ich Shorts und T-Shirt tragen, was selbst mit Windel wesentlich bequemer war als das Krankenhaushemdchen, vor allem seit Dennis angefangen hatte, mit mir durchs Haus zu fahren. Aber es ist ziemlich egal, was man anhat, wenn man seine Blase nicht kontrollieren kann – und die Windel nicht zugeknöpft ist.

Zu Anfang musste ich der Natur erst einmal ihren Lauf

lassen und mich auf die Windel verlassen. Aber nach ein paar Tagen merkte ich im Voraus, wenn ich meine Blase entleeren musste. Wenn ich Glück hatte, erwischte ich den Alarmknopf und jemand kam. Wenn ich kein Glück hatte – und das war meistens der Fall –, mussten sie erst einmal ihre Frageliste durchgehen, und dann war es zu spät.

Nach etwa einer Woche wurde es wirklich besser. Ich wurde auf die Seite gedreht und bekam eine Urinflasche. Wenn ich den Drang spürte, konnte ich meine linke Hand bewegen und die Flasche an den richtigen Ort rücken. Am Anfang ging noch einiges daneben, aber meine Hartnäckigkeit lohnte sich. Und wenn ich den Alarmknopf erwischte, bevor ich loslegte, kamen Arthur, Brenda oder Margarita und halfen mir.

Meine rechte Hand war immer noch nicht viel mehr als ein verschwollenes totes Gewicht, aber die linke wurde jeden Tag besser. Ich entwickelte die erstaunlich zahlreichen feinmotorischen Fähigkeiten, die es braucht, um eine Flasche ein paar Zentimeter zu bewegen, und mein Arm wurde ebenfalls kräftiger. Der größte Fortschritt kam wieder, als ich allein war, aber am nächsten Tag konnte ich meiner Familie ein tolles Kunststück zeigen: Ich konnte meine Nase berühren! Nicht zwicken, nicht greifen, aber zum ersten Mal seit Monaten konnte ich sie berühren!

Ich fühlte mich, als hätte ich eine Olympiamedaille gewonnen.

Da Lili inzwischen wieder arbeiten musste, konnte sie viele meiner Fortschritte nicht beim ersten Mal miterleben, aber irgendwie machte es auch Spaß, daran zu arbeiten und sie vorzuführen, so wie das »Okay«-Zeichen oder die Berührung meiner Nase. Lili hätte aber wohl gern die Freude mit mir geteilt, wenn ich darum kämpfte, etwas zum ersten Mal zu schaffen. Auch den nächsten Durchbruch verpasste sie. Melanie war dabei, aber ehrlich gesagt, es fühlte sich nicht wirklich wie ein Durchbruch an, sondern eher so, als würde es mich umbringen.

Ich saß im Bett, wie üblich mit einer Neigung von fünfunddreißig Grad. Und plötzlich musste ich husten. Und hustete immer weiter. Richtig schlimm. Melanie sprang auf, um mich zu beruhigen, aber irgendetwas kitzelte in meiner Kehle und ging nicht weg. Ein Schluck Wasser hätte sicher geholfen, aber ich konnte ja nicht trinken! Je mehr ich hustete, desto mehr verkrampfte ich mich.

Da bemerkte ich, dass mein Atemschlauch halb heraushing. Melanie bemerkte es auch und hechtete sofort nach dem Alarmknopf. Der Arzt kam sehr schnell ins Zimmer, aber statt zu mir zu eilen und den Schlauch wieder reinzustecken, blieb er stehen und schaute sich die Lage an. Währenddessen hustete ich weiter.

»Haben Sie den Schlauch mit Absicht rausgezogen?«, fragte er mich. Er war offensichtlich sauer.

Ich schüttelte den Kopf und blinzelte Nein.

»Na ja«, sagte er und beugte sich über meinen Brustkorb. »Sie atmen ja ganz gut ohne ihn.« Und dann griff er endlich nach dem Schlauch. Aber er schon ihn nicht wieder hinein, sondern zog ihn vollständig raus.

»Danke!«, sagte ich. Meine Stimme war kaum zu erkennen, sie klang eher wie die eines kleinen, schwächlichen Kindes. Und es kostete mich unendlich viel Kraft, dieses eine Wort auszusprechen. Aber die Verblüffung im Gesicht des Arztes und vor allem die Tränen in Melanies Augen waren es wert. Diesen Augenblick vergesse ich nie.

Ich kann wieder sprechen!

Mir war natürlich klar, dass ihre Reaktion nichts war im Vergleich zu der Frau, die mir am meisten bedeutete. Es würde noch eine ganze lange Nacht dauern, bis ich sie damit überraschen konnte, aber ich hoffte, das Warten würde sich lohnen.

Ich vergatterte Melanie zum Schweigen und trainierte meine Stimme die ganze Nacht. Eigentlich hatte ich vor, am nächsten Morgen ganz cool zu tun, aber dann konnte ich mich einfach nicht zusammenreißen. Als Lili zur Tür hereinkam, wartete ich nicht, bis sie mich ansah. Das war endlich nicht mehr nötig.

»Hallo, Schatz!«, sagte ich.

Der Rest ging in einer Tränenflut unter.

19
Endlich wieder gehen

Ich. Kann. Sprechen.

Wieder sprechen zu lernen war die schönste Reise meines Lebens. Ich hatte dreieinhalb Monate lang nur mit den Augen und einer Buchstabiertafel kommunizieren können; das war hart gewesen. Ich weiß nicht, was mir wichtiger gewesen wäre, die Fähigkeit zu sprechen oder die Beweglichkeit. Früher hätte ich wohl ganz klar die Mobilität vorgezogen, denn ich war ein Einzelgänger und brauchte nicht viele Worte. Aber das Drittel Jahr, ohne meinen Lieben sagen zu können, was ich für sie empfand, war eine einzige Quälerei gewesen.

So stürzte ich mich jetzt in Kahlins neueste Übungen, aber der fehlende Atemschlauch hatte auch seine Nachteile. Der Kehlkopfschnitt war vernäht, ich konnte nicht mehr abgesaugt werden – ich musste schlucken lernen. Und das war nicht so einfach, wie es sich hier liest. Mein Körper kämpfte noch um sein Gleichgewicht, und währenddessen arbeiteten meine Speicheldrüsen auf Hochtouren. Und da mein Kehlkopf noch vollkommen aus der Übung war, hatte ich alle Mühe, da mitzuhalten.

Man warnte mich, dass ich im schlimmsten Fall Schleim in die Lunge bekommen würde – mit dem Ergebnis, dass mir eine Lungenentzündung drohte. Für einen Mann mit meiner schwachen Konstitution war das ein tödliches Risiko.

Kahlin gab mir eine Box mit Papiertüchern, damit ich der Überschwemmung Herr werden konnte, aber es änderte sich nichts. Am zweiten Tag war der Müllbeutel an meinem Bettgitter halb voll, und ich verbrauchte in der ersten Woche drei Schachteln Papiertücher. Nachts wurde es etwas weniger, da bestand also weniger Gefahr. Aber am Tag strömte der Speichel so sehr, dass ich mich fragte, ob das jetzt immer so weitergehen würde.

So gut kann kein Mensch schlucken lernen, das ist nicht zu schaffen.

Immerhin kam ich jetzt ganz gut mit den Händen bis zum Mund. Meistens mit der linken Hand, und meine Zielgenauigkeit war auch noch nicht optimal, aber es reichte, um zu tupfen und um ein nasses Papiertuch zusammenzuknüllen und wegzuwerfen. Kompliziertere Bewegungen waren noch nicht drin, was leider auch die Benutzung der TV-Fernbedienung betraf. Als Arthur das kleine Gerät zum ersten Mal neben meine linke Hand legte, konnte ich einen Finger auf die Taste für den Senderwechsel oder die Lautstärke legen, aber das Drücken war schon schwieriger. Außerdem konnte ich die Fernbedienung nicht greifen, sondern lediglich mit den Fingern auf den winzigen Knöpfen herumtippen – bis das Teil irgendwann hochsprang und verschwand oder sich umdrehte. Es wieder umzudrehen war nicht so problematisch, aber davon wurden meine Probleme nicht kleiner. Festhalten und gleichzeitig eine Taste drücken – das bedeutete, dass ich Druck in zwei Richtungen ausüben musste … Kurz: Wie so vieles anderes war auch die Fernbedienung noch deutlich außerhalb meiner Kontrolle.

Ich dachte eine Nacht lang über das Problem nach, und morgens hatte ich eine Lösung gefunden, aber für die Umsetzung brauchte ich etwas Hilfe.

Als Arthur morgens zu mir ins Zimmer kam, sagte ich ihm leise, ich würde gern mal den Hausmeister sprechen, wenn er Zeit für mich hätte.

»Interessant. Ich schaue mal, was ich machen kann«, erwiderte er, und wenig später kam er mit dem Hausmeister zurück. Unter seinen neugierigen Blicken fragte ich den Mann in einer Mischung aus Wörtern, Lauten, Handbewegungen und gelegentlichen Rückgriffen auf die Buchstabiertafel, ob er mir wohl ein Brett zuschneiden könne: dreißig Zentimeter lang, siebeneinhalb Zentimeter breit und etwa zwei Zentimeter dick. Und ob er die Fernbedienung mit Klettband daran befestigen könnte.

»Das dürfte kein Problem sein«, sagte der Hausmeister. Und tatsächlich – wieder ein dickes Plus auf dem Servicekonto von Care Meridian! – tauchte er eine halbe Stunde später wieder auf, legte mir das Gewünschte aufs Bett und beobachtete gemeinsam mit Melanie und Arthur, was ich damit anstellen würde. Das Brett bildete ein gutes Gegengewicht, sodass die Fernbedienung nicht mehr wegkippen konnte, wie ungeschickt ich auch darauf herumdrückte. Und so konnte ich endlich wieder selbst wählen, welchen Fernsehsender ich sah.

Ein kleiner Erfolg, aber wichtig für mich. Zum ersten Mal seit dreieinhalb Monaten hatte ich an irgendeiner Stelle wieder das Sagen. Ich musste nicht mitten in der Nacht klingeln oder Sendungen anschauen, die schwer zu ertragen waren. Nein, ich konnte einfach eine Taste drücken und machen, was ich wollte.

Zum ersten Mal warf ich einen Blick in eine Zukunft, in der ich nicht mehr ständig auf die Hilfe anderer Leute angewiesen sein würde. Ich hatte mir ein Stückchen Unabhängigkeit zurückerobert.

Abgesehen von der Freude, endlich wieder zappen zu können, hatte ich großes Vergnügen an der Tatsache, dass ich ein Problem selbst gelöst hatte. Ich fühlte mich ein Stück lebendiger danach. Und mehr als das: Ich blühte wirklich auf. Diese Einstellung musste ich nutzen, musste alles dafür tun, die nächste Stufe zu erreichen. Schließlich hatte ich den Atemschlauch loswerden wollen, um intensiver trainieren zu können.

Zum Glück hatte ich Dennis – und er gab mir reichlich Gelegenheit, meine frisch gewonnene Entschlossenheit auf die Probe zu stellen. Zum ersten Mal stöhnte ich nicht, als er mir die Fahrradpedale brachte, sondern legte los und fuhr eine Dreiviertelstunde in einem Rutsch. Dennis lächelte.

Von da an radelte ich jeden Tag, und ich verbrachte auch immer mehr Zeit auf dem Stehbrett. Außerdem gab mir Dennis Armübungen auf, die ich ausführen sollte, solange ich aufrecht stand, um meinen Oberkörper gleich mit zu trainieren. Und ich gab mir wirklich Mühe, meine Ausdauer zu stärken. Die Vorstellung, endlich wieder nach Hause zu kommen und die Fernbedienung *meines eigenen* Fernsehers in die Hand zu nehmen, war ein unwiderstehlicher Anreiz. Und so arbeitete ich wie ein Irrer. Schließlich hatte ich mein voriges Leben praktisch im Fitnessstudio verbracht, so groß war der Unterschied nun wirklich nicht.

Als ich vierzig Minuten auf dem Stehbrett schaffte, konnte ich den Stolz in Dennis' Augen sehen. Am nächsten Tag schaffte ich es wieder, aber da war ich fast schon enttäuscht. Ich wollte mehr!

»Los, wir versuchen es mit fünfundvierzig, Dennis«, sagte ich und bemühte mich, mit meiner Stimme die Klimaanlage zu übertönen.

Dennis wollte gerade antworten, als ihm offenbar etwas anderes einfiel. Ich konnte förmlich sehen, wie der Plan in seinem Kopf Gestalt annahm. »Ich weiß was Besseres«, sagte er und grinste breit. »Kleinen Moment.«

Ich beobachtete fasziniert, wie er ans hintere Ende des Raumes ging und mit einer großen weißen, käfigartigen Konstruktion zurückkam. Das Ding hatte vier Beine, die zwei vorderen mit Rädern, die zwei hinteren mit dicken

Gummifüßen. Eine Gehhilfe! So etwas benutzten schwache, gehbehinderte Leute, um ihr Gewicht zu stützen, wenn sie gingen.

Aber was soll ich damit?

Ich glaube, das ist auch eine Art der Verdrängung. Man glaubt, man ist an einem bestimmten Punkt in der Entwicklung, und der Lehrer glaubt, man ist ganz woanders. Dann sieht man den Wald vor lauter Bäumen nicht mehr. Dennis war der Ansicht, ich hätte mit dem Bettfahrrad und dem Stehbrett genug Kraft aufgebaut, dass wir den nächsten Schritt wagen konnten. Dass *ich* den nächsten Schritt wagen konnte. Einen kleinen Schritt, einen langsamen Schritt, aber einen Schritt. Darum ging es ihm jetzt. Es ging darum, das Versprechen einzulösen, das er mir vor vielen Wochen gegeben hatte, als er den elektrischen Rollstuhl für mich abgelehnt hatte.

Die Gehhilfe reichte mir bis zu den Ellbogen. Einen normalen, niedrigen Rollator konnte ich mir überhaupt nicht vorstellen, aber selbst das hohe Gerät schien mir eine gewagte Idee.

Dennis sah das anders. »Heute werden Sie laufen, Rich.« Er schaute mir tief in die Augen. »Sie können das, Rich. Sie müssen nur dran glauben.«

Ich kenne die statistischen Zahlen zum Thema positives Denken nicht, aber diese Begeisterung war ansteckend. Und das gilt für Dennis wie auch für alle seine Kolleginnen und Kollegen: Ohne ihre felsenfeste Unterstützung würde ich heute noch in Care Meridian im Bett liegen.

Er kam mit der Gehhilfe so nah wie möglich an das Stehbrett heran, nahm mich dann in die Arme und bewegte mich hinüber. Auf dem hohen Metallrahmen konnte ich meine Arme auflegen, ohne fest zugreifen zu müssen. Der größte Teil meines Gewichts ruhte allerdings auf den Beinen. Es war wie auf dem Stehbrett, nur ohne Gurte, die mich festhielten. Wenn jetzt meine Beine nachgaben, musste ich mich mit den Armen abfangen.

»Ich bin da«, sagte Dennis, der wie immer meine Gedanken las. »Sie werden mich nicht brauchen, aber ich bin trotzdem da.«

Die Gehhilfe zeigte zur Tür, etwa drei Meter von uns entfernt. Vor vier Monaten hätte ich sie mit zwei, drei Schritten erreicht. Jetzt sah ich mich nach dem Hoyer Lift um. Vielleicht war das Gerät doch keine so üble Sache.

Nein, ich muss das versuchen. Wenigstens versuchen …

Seit einem Monat konnte ich wieder stehen. Angegurtet zwar, aber immerhin. Natürlich hatten die Gurte einen Teil meines Gewichts getragen, natürlich hatte ich ganz still gestanden. Aber als ich jetzt hinunterschaute und meine Füße auf dem grauen Fußboden mit dem Gummibelag sah, war ich mir sicher, ich würde auf dem Erreichten aufbauen, mich auf die Gehhilfe stützen und fast eine Stunde darin bleiben können.

Doch das reichte Dennis nicht. Er hatte andere Pläne. »Los jetzt, wir gehen«, sagte er, leiser und ernster, als ich ihn je gehört hatte. »Wir gehen.«

Er sagt »Wir«, aber er meint mich. Das hier kann ich nur selbst tun.

Ich dachte über die Signale nach, die mein Gehirn zu meinen Beinen schicken musste, damit die Muskeln da unten zuckten. Dann stellte ich mir vor, dass es mehr sein würde als ein Zucken. Ich stellte mir vor, wie mein stärkeres linkes Bein sich hob und vorwärts schwang, während ich das Gewicht auf die rechte Seite verlagerte, auf meine Arme und auf das andere Bein. Im Geiste sah ich, wie das Bein wieder Kontakt zum Boden fand und sich darauf vorbereitete, mein Gewicht zu tragen.

Jetzt muss ich es nur noch tun.

Nichts geschah.

»Konzentrieren Sie sich auf den Fuß, Rich«, sagte Dennis. »Heben Sie den Fuß. Einfach heben und nach vorn fallen lassen.«

Seine Worte klangen noch in meinen Ohren nach, als ich spürte, wie meine rechte Seite schwerer wurde. Das konnte nur eins bedeuten: Ich hatte das linke Bein gehoben. Halb lächelnd, halb mit einer Grimasse beobachtete ich gemeinsam mit Dennis, wie mein linkes Bein nach vorn schwang. Mein Körper bewegte sich in dieselbe Richtung, und ich hielt inne. Der Käfig trug mein Gewicht, aber meine Beine gaben nicht nach. Alles in Ordnung. Mir ging es richtig gut.

Und jetzt wird's kompliziert.

Mein rechtes Bein war viel später wieder angesprungen als mein linkes, und so wunderte es mich nicht, dass es nicht instinktiv den Anfang gemacht hatte. Aber jetzt war es bereit. Mit übermenschlicher Anstrengung bewegte ich es nach vorn.

Es landete auf dem Boden wie ein Meteorit, der in der Wüste aufschlägt, aber ich blieb aufrecht stehen. Jetzt musste ich nur noch mit meiner trainierten Rumpfmuskulatur die Beine der Gehhilfe ein Stück nach vorn schieben. Jeder Muskel tat mir weh, vom Schritt bis zur Schulter, aber ich kriegte es hin. Der Käfig rollte vorwärts, vielleicht zwanzig Zentimeter weit, und ich lächelte. *Wir* lächelten.

Jetzt war die Tür noch zwei Meter siebzig entfernt.

»Ich gehe«, krächzte ich. »Ich gehe wirklich.«

»Ja, Rich«, sagte Dennis mit Stolz in der Stimme. »Sie gehen wirklich.«

Ich brauchte Zeit, um meine Gliedmaßen zu kontrollieren und den Umgang mit dem Gestell zu lernen, aber das war auch schon alles, was ich brauchte. Nachdem ich die Hälfte des Weges zurückgelegt hatte, schlurfte ich schon zehn Mal so schnell wie am Anfang.

Ich hatte gedacht, die Tür sei das Ziel, und so war ich ziemlich überrascht, als ich keinen Tusch hörte. Als ich mich umdrehte, stand Dennis schon wieder beim Stehbrett.

»Ja, und?«, fragte er lässig. »Wir haben noch eine halbe Stunde.«

Mistkerl.

Aber ich fand ihn gut, so wie er war.

Insgesamt schaffte ich mindestens sechs Meter in einer Viertelstunde. Nicht gerade rekordverdächtig, aber ich war wie besoffen vor Glück. Als Dennis mir wieder ins Bett half, hatte ich immer noch ein idiotisches Grinsen im Gesicht. Mir war klargeworden, dass meine Zukunft nicht darin bestand, mit einer Neigung von fünfunddreißig Grad im Bett zu sitzen. Ich würde aufrecht stehen. Ich würde meine Mobilität zurückerlangen. Ich würde unabhängig leben – so weit, wie es eben möglich war.

Lili hatte diesen Meilenstein in meiner Entwicklung nicht miterlebt, und es war ein bisschen komisch, ihr später davon zu erzählen. Da lag ich schon wieder wie ein Fleischklumpen im Bett, und was ich erzählte, klang eher wie ein Märchen. Sie würde es mit eigenen Augen sehen müssen.

Als sie es dann sah, konnte ich schon viel mehr als ein bisschen Richtung Tür schlurfen. Innerhalb weniger Wochen brachte mich Dennis dazu, die Gehhilfe durch die Flure bis zu der Sitzgruppe zu schieben, wo es Sofas und Stühle für Patienten und Besucher gab. Bei meinem ersten Ausflug dorthin kam ich an einigen Schwestern und Ärzten vorbei, die mich in den vergangenen Monaten behandelt hatten. Es war ein kleiner Kreis, und wir kannten uns gut. Trotzdem war ich überrascht, als mir der Erste, an dem ich vorbeiging, auf den Rücken klopfte. Der Nächste ebenfalls. Und als ich zum Empfang kam, standen die beiden Mitarbeiterinnen dort auf und applaudierten mir. Ich fühlte mich wie ein Held. Ich *war* ein Held! Ein Quarterback, der gerade die Superbowl gewonnen hat. Überall standen Cheerleader und feuerten mich an. Und das war gut so. Ich würde nicht aufhören, mich nicht ausruhen. Diese Leute konnte und wollte ich nicht enttäuschen.

Jedes Mal, wenn ich einen Fuß vor den anderen gesetzt hatte, war es ein Erlebnis, aber als ich zum ersten Mal nach draußen ging, war es meine ganz persönliche Mondlandung.

Ich stützte mich auf den hohen Rahmen und schaute. Das war meine Belohnung. Ich hatte die Gehhilfe von meinem Bett bis hierher geschoben, ohne dass mir jemand geholfen hatte. Ich hatte geschoben und mich abgestützt und war wieder losgelaufen. Und so war ich aus eigener Kraft bis in den Garten gekommen. Ein kleiner Schritt für die Menschheit, ein großer Sprung für mich.

Zweifellos bestand meine größte körperliche Leistung darin, wieder mobil zu werden. Die Gehhilfe war groß und hässlich, aber mit ihrer Hilfe kam ich von A nach B. Selbst wenn ich für den Rest meines Lebens auf dieses hässliche Ding angewiesen sein würde – es war mir recht. Immer noch besser, als auf dem Rücken zu liegen und ständig auf andere Menschen angewiesen zu sein.

Natürlich hatte die stärkere Aktivität ihre Folgen. Mit anderen Worten: Ich bekam Hunger. Nachdem ich wieder einigermaßen schlucken konnte, fand Kahlin, es wäre Zeit, dass ich wieder »feste Nahrung« zu mir nahm. Was ich bekam, waren Joghurt und zermatschte Bananen, die meinen Zähnen keine Probleme bereiten würden. Ich konnte noch kein Besteck benutzen, also fütterte mich Kahlin mit einem Löffel. Wie gut das schmeckte! Es war nicht nur das Erste, was seit fast vier Monaten über meine Lippen kam, es war auch so schön feucht! Ich war ständig durstig, und jetzt das! Leider schaffte ich nur ein paar Löffelchen, dann war

Schluss. Es würde noch eine ganze Weile dauern, bis ich die Sondennahrung aufgeben konnte.

Aber Kahlin freute sich. »Ich kriege Sie dazu, wieder richtig zu essen«, versprach sie mir.

Dieses Versprechen konnte sie allerdings nicht mehr einlösen, denn am 18. September 2009, nach mehr als drei Monaten im Care Meridian, ging ich – tatsächlich! – hinaus. Für immer.

Napa, ich komme!

20
Ein Königreich für einen Cheeseburger

Wie schrecklich diese Reise beim letzten Mal war! Der Blickwinkel ändert sich ja doch sehr, wenn man weiß, wohin man fährt.

Ich sitze auf dem Beifahrersitz des Mustang. Lili sitzt am Steuer, und sie ist mindestens so nervös wie eine junge Mutter, die mit ihrem Neugeborenen aus der Klinik kommt. Sie schaut konzentriert auf die Straße und in die Rückspiegel, nur ab und zu wirft sie einen Seitenblick auf mich, um zu sehen, ob es mir gut geht.

Mir ist es nie besser gegangen.

Okay, ganz so stimmt das nicht, ich korrigiere: Seit dem 19. Mai ist es mir nicht besser gegangen als jetzt. Seit meine Welt auf den Kopf gestellt wurde. Ich sehe die Landschaft, die Vögel und Häuser vorbeiflitzen, und ich bin unglaublich froh, aufrecht zu sitzen und nicht mehr in einem Krankenwagen zu liegen. Nicht einmal meine Windel spüre ich noch, oder den Magenschlauch, der unter meinem Hemd zusammengerollt ist.

Ich sitze mit meiner Frau im Auto und bin restlos glücklich.

Obwohl ich beim letzten Mal auf dem Rücken liegend hier angekommen war und in den Himmel gestarrt hatte, erkannte ich sofort die beeindruckende Silhouette des Queen of the Valley-Krankenhauses. Vor vier Wochen hatte man mir hier das Leben gerettet; jetzt war ich wieder da und hoffte, dies würde die letzte Etappe meiner Behandlung sein. Was die stationäre Behandlung anging, waren wir jedenfalls am Ende angekommen.

Die Reha-Station dieses Krankenhauses ist darauf ausgelegt, Patienten auf das Leben außerhalb einer medizinischen Einrichtung vorzubereiten. Care Meridian hatte mit dieser Vorbereitung schon begonnen, hier würden sie mich endgültig fit machen. Wie gut, dass ich schon so weit war: Ich konnte alle Gliedmaßen bewegen, ein bisschen laufen, sprechen und essen. Hier würden sie jetzt nach Kräften daran weiterarbeiten.

Wie überall im Gesundheitswesen der USA war es eine Geldfrage, was passierte. Meine Krankenversicherung würde einen zweiwöchigen Aufenthalt bezahlen, allerdings nur unter der Bedingung, dass am Ende der ersten Woche eine mindestens 25-prozentige Verbesserung meines Zustandes erkennbar wäre. Ich hatte keine Vorstellung, wie sie das messen wollten, aber ich nahm an, dass sie sich irgendwie rauswinden würden, wenn ich das Ziel knapp verfehlte.

Ich musste mich einfach anstrengen, damit es gar nicht erst so weit kam.

Lili hatte darum kämpfen müssen, dass man mich im Queen noch einmal aufnahm. Wieder einmal gab es zu wenige Betten, genau wie vor Monaten, als sie versucht hatte, mich aus der *Einrichtung* zu retten. Aber der Chef der Station war ein alter Bekannter aus der Zeit, als sie selbst im Queen gearbeitet hatte, und so konnte sie die üblichen Verwaltungshürden umgehen und direkt mit ihm reden. Letztlich bekam ich den Platz.

Den Weg bis zu meinem Zimmer schaffte ich noch nicht, also wurde ich von einem Pfleger im Rollstuhl geschoben. Als wir aus dem Aufzug kamen, erstarrte ich: Mindestens acht bewaffnete Sicherheitsleute standen über den Flur verteilt vor den Zimmertüren.

Die nehmen es hier aber genau mit der Sicherheit.

Wenig später erfuhr ich, dass die Wachen nicht die Aufgabe hatten, die Patienten zu beschützen: Das Queen of the Valley betreut zwei Hochsicherheitsgefängnisse, und hinter den bewachten Türen lagen Insassen dieser beiden Haftanstalten: Vacaville Penitentiary und San Quentin. In diesem Moment freute ich mich umso mehr, trotz der Engpässe ein Zweibettzimmer für mich allein zu bekommen. Mit einem Mörder in einem Zimmer zu liegen, wäre für niemanden ein Vergnügen gewesen, aber für einen Ex-Cop war die Vorstellung, in einer solchen Situation Smalltalk von einem Bett zum anderen zu machen, wohl mehr als peinlich gewesen. Es hätte ja auch sein können, dass mich mein Bettnachbar von irgendwoher kannte …

Nun gut, mit oder ohne Wachen würde ich mir wohl ganz schnell einen leichten Schlaf angewöhnen müssen.

Mein Zimmer war nicht nur geräumig, es hatte auch ein eigenes Bad. Und das brauchte ich bald. Im Care Meridian hätte ich es nie den Flur hinunter geschafft, aber nachdem ich mit ein wenig Hilfe aus dem Bett geklettert war, konnte ich die Gehhilfe in den kleinen Nebenraum schieben und zum ersten Mal seit dem 20. Mai wieder im Stehen und ohne fremde Hilfe pinkeln. Schon das war unvorstellbar befriedigendes Gefühl, aber etwas anderes freute mich fast noch mehr: Ich konnte die Tür hinter mir zu machen und wenigstens für einen kurzen Augenblick allein sein, ganz für mich, ohne von irgendjemand anderem abhängig zu sein.

Ich könnte den ganzen Tag hier bleiben …

Das Gefühl von Freiheit spornte mich an, gut mitzuarbeiten, solange ich im Queen war. Unabhängigkeit in möglichst vielen Lebensbereichen – das musste mein Ziel sein.

Nach den Erfahrungen in der Einrichtung und im Care Meridian wusste ich, was jetzt kam. Und tatsächlich stellte man mir die Räumlichkeiten und die verschiedenen Therapeuten sowie andere Mitarbeiter vor. Wenn sie nur halb so viel konnten wie das Team im Care Meridian, war ich in guten Händen, das wusste ich. Und da es schon später Nachmittag war, blieb mir nichts anderes zu tun, als mich schon mal ein wenig einzugewöhnen. Am nächsten Tag würde es richtig losgehen: zwei halbstündige Sitzungen mit Beschäftigungs- und Physiotherapie. Sie würden so intensiv sein, hatte man mir gesagt, dass ich eine längere Dauer gar nicht aushalten würde. Die Sprachtherapie würde eine Stunde dauern.

Mit Mike ging es los. Er war der leitende Physiotherapeut und ganz offensichtlich aus dem gleichen Holz geschnitzt wie Dennis. Gemeinsam mit seinem Kollegen John testete er meine Fähigkeiten. Sofort danach, so versprach er mir, würde er wieder vergessen, was ich *konnte,* und sich darauf konzentrieren, was ich *sollte.*

»Ist das in Ordnung?«

»Ich denke schon.«

»Dann los.«

Zu allererst nahm mir Mike die hohe Gehhilfe weg und ersetzte sie durch eine in normaler Höhe. Die Bewegung blieb dieselbe, aber der Druck auf meine Handgelenke und Hände war jetzt zehn Mal so hoch. Natürlich verlagerte ich das Gewicht stärker auf die Beine, und so trainierte ich alle vier Gliedmaßen intensiver als bisher.

Mikes Programm war vor allem auf das Gehen konzentriert. Wir marschierten jeden Zentimeter auf den Fluren der Station ab; dann gingen wir nach draußen und setzten uns ehrgeizigere Ziele. Der Weg vom Haupteingang weg führte bergab, aber Mike bestand darauf, dass ich damit klarkommen würde. Und ich kam damit klar, auch wenn es höllisch anstrengend war. Und der Weg zurück bergauf fühlte sich an, als dauerte er ewig.

Abgesehen vom Gehtraining, hatte Mike einige sehr spezielle Ziele für mich. Ich war stolz, dass ich allein ins Bad gehen konnte, aber ich brauchte immer noch Hilfe, wenn ich das Bett verlassen wollte. Also setzte er mich auf eine gepolsterte Bank und zeigte mir eine Reihe von Übungen, die dazu dienten, mir das Aufstehen zu erleichtern. Hier ging es jetzt wirklich darum, mich fit für ein selbstständiges Leben zu machen und mir über die alltäglichen Hürden hinwegzuhelfen, die mir zu Hause im Weg stehen würden. Den Rest konnte ich mir antrainieren, wenn ich erst einmal dort war.

Zu Hause! Schon beim Gedanken an unser kleines Haus in der East Avenue bekam ich eine Gänsehaut. War mein Optimismus naiv? Hatte ich wirklich eine Chance, nach Alta Heights zurückzukehren?

Wenn ich mich anstrengte, hatte ich diese Chance. Es musste einfach gehen.

Mit diesem Gedanken im Kopf zwang ich mich, alles mitzumachen, was Mike und John von mir verlangten, eher noch mehr. Nachdem sie mir die Hanteln und das Liegerad im Therapieraum gezeigt hatten, fragte ich, ob ich dort auch außerhalb der festgelegten Zeiten trainieren könnte. Schließlich sollte meine Versicherung nicht auf die Idee kommen, mir nach einer Woche den Geldhahn zuzudrehen.

Ähnlich ehrgeizig war ich bei den Übungen, die mir mein Beschäftigungstherapeut Paul vorschlug. Auch er wollte mich vor allem an den Punkt bringen, an dem normale Alltagsverrichtungen möglich waren. Und so brachte er mir keine Hi-Tech-Spielzeuge mit, um meine Feinmotorik zu schulen, sondern eine Nuss und einen großen Schraubenzieher. Es machte mir viel Mühe, beides in der linken Hand zu halten, und mit der rechten Hand konnte ich am Anfang kaum etwas zwischen Daumen und Fingern greifen. Aber ich übte und übte, wenn ich allein war, und irgendwann zahlte sich meine Hartnäckigkeit aus.

Allerdings lief ich immer Gefahr, mich zu überanstrengen, wenn ich ohne Aufsicht zu viel trainierte. Deshalb wurde alle sechs Stunden mein Blutzuckerspiegel getestet.

Tagsüber war es schon lästig genug, wenn die Schwester mir in den Finger stach, um einen Tropfen Blut für den Test zu bekommen; aber nachts war es wirklich frustrierend, aufzuwachen und schon wieder die Nadel zu sehen. Na gut, schließlich war ich nicht zum Vergnügen hier …

Das dritte Mitglied meines Reha-Teams, die Sprachtherapeutin Melanie Romain, war vermutlich die wichtigste von allen. Inzwischen sah man mir nicht mehr an, wie angeschlagen ich noch war – von den Windeln und der Magensonde einmal abgesehen. Und Melanies Job war es, dafür zu sorgen, dass die Magensonde möglichst schnell wegfiel. Sie kümmerte sich also weniger ums Sprechen, als vielmehr ums Essen. Um aber wieder richtig essen zu lernen, mussten meine Kehlkopfmuskulatur und meine Lungenkapazität gestärkt werden. Melanie hatte Übungen für beides parat. Inzwischen wurde ich weiterhin hauptsächlich durch die Magensonde ernährt, bekam aber immer etwas Nahrung durch den Mund dazu, soweit ich damit umgehen konnte.

Um meine Atemkraft zu stützen, brachte mir Melanie ein Tablett mit Wattebäuschen mit. Sie legte mir das Tablett auf den Schoß, gab mir einen Strohhalm und sagte: »Blasen Sie die Wattebäusche vom Tablett.«

Das hörte sich einfach an, und es sah auch einfach aus. Aber am Anfang fiel es mir entsetzlich schwer, so wenig Puste hatte ich, nachdem ich monatelang meine Luftröhre nicht benutzt hatte.

Die Schwierigkeiten beim Pustefußball waren enttäuschend, aber Melanies Training für meine Kehlkopfmuskulatur war richtig schlimm. Sie band mir einen speziellen Kragen um, mit dem sie mir elektrische Impulse verpassen konnte, die dazu dienten, die Muskeln zu einer dynamischeren Tätigkeit anzuregen. Sie sollten sich kräftiger zusammenziehen und ausdehnen, als das beim normalen

Sprechen oder Atmen nötig war. Das Gefühl war nicht gerade angenehm, vor allem wenn die elektrischen Impulse höher gedreht wurden. Aber es tat auch nicht weh. Und ich hatte so viel Vertrauen zu Melanie, dass ich mich auch dann nicht beschwert hätte, wenn es wehgetan hätte.

Sie ging streng wissenschaftlich vor. Bevor sie mit dem Esstraining begann, kam ich in die Röntgenabteilung und musste ein Löffelchen Bananenmus essen, das mit Kontrastmittel versetzt war. So konnten Melanie und ihre Kollegen den Weg des Essens durch meine Speiseröhre auf dem Monitor verfolgen. Und es war gut, dass sie so vorsichtig war, denn man sah deutlich, dass das Kontrastmittel nicht nur in meine Speiseröhre, sondern auch in meine Luftröhre rutschte, weil die Kehlkopfmuskeln die Luftröhre noch nicht richtig abschlossen. Wenn ich etwas Festeres zu mir genommen hätte, wäre ich in echte Schwierigkeiten geraten. Erst als sie sah, dass die Luftröhre wirklich geschlossen war, wenn ich schluckte, machte Melanie mit kräftigerem Essen weiter: Jetzt gab es nicht mehr nur Joghurt und Bananenmus, sondern Thunfisch, etwas Gemüse und Eiersalat.

Es war eine arbeitsreiche Woche, und so erstaunte es mich nicht, als man mir an ihrem Ende mitteilte, die Kriterien der Krankenversicherung seien erfüllt und ich könnte noch eine Woche bleiben. Tatsächlich verlief diese zweite Woche so positiv, dass man mir am Ende eine unerwartet Mitteilung machte: »Ihre Fortschritte sind so positiv, dass wir Sie noch eine Woche hier behalten dürfen«, erklärte mir mein Arzt. »Und in dieser letzten Woche wollen wir wirklich alles tun, damit Sie dann gut nach Hause können.«

»Wunderbar«, erwiderte ich. »Sagen Sie mir einfach, was ich zu tun habe.«

Die zusätzliche Woche war ein echter Segen. Nach einem weiteren Test mit Kontrastmittel fragte mich Melanie: »Was würden Sie jetzt am liebsten essen?«

Darüber musste ich nicht lange nachdenken. »Ich könnte sterben für einen Cheeseburger.«

»Okay«, erwiderte sie. »Kommt sofort.«

Tatsächlich sah ich sie erst am nächsten Morgen wieder, aber sie hatte Wort gehalten und eine McDonald's-Tüte mitgebracht.

»Ein Cheeseburger. Mit Pommes.«

Ich war so begeistert, meine Lieblings-Sünde zu sehen, dass ich mich nicht einmal fragte, wie ich den Burger runterbringen sollte. Eine halbe Stunde später war die Tüte leer und Melanie lächelte. Am nächsten Tag brachte sie mir zur Belohnung ein Stück selbst gebackenen Kuchen mit: Schokolade und Erdnussbutter.

Als ich auch den verspeist hatte, erklärte sie mir, ich sei offenbar bereit für den nächsten Schritt. »Jetzt sind Sie dran mit Kochen.«

Das war wirklich etwas für Fortgeschrittene. Es ging darum, zu beweisen, dass ich dem echten, praktischen Leben da draußen gewachsen war. Deshalb sollte ich ein Essen für mein Therapie-Team kochen, mit allem Drum und Dran. Ich bekam Geld, Paul fuhr mit mir in einen Lebensmittelladen und hakte meinen Rollstuhl in einen Einkaufswagen für Behinderte ein. Und dann fuhr ich selbstständig durch den Laden und sammelte alles ein, was ich brauchte, um Hacksteaks zu machen. Paul blieb in meiner Nähe, griff aber nicht ein. Zurück in der Küche der Reha-Station, hackte ich Zwiebeln und rote Paprika, würzte das Fleisch und briet es, alles vom Rollstuhl aus. Eine Stunde später, als die Steaks aufgegessen waren, belohnten mich sechs zufriedene Gesichter für meine Mühe.

Der Rollstuhl war auch in dieser letzten Woche immer noch sehr wichtig für mich, aber Mike arbeitete heftig an meinen Beinen. Sein Ansatz war nicht so wissenschaftlich wie Melanies, aber seine Ergebnisse waren ähnlich beeindruckend. Während ich in meiner Gehhilfe stand, drückte er mir ein Seil in die Hand, hielt das andere Ende fest und setzte sich auf einen Bürostuhl. Dann gab er das Startkommando: Ich sollte ihn mitsamt dem Stuhl hinter mir her ziehen Richtung Tür. Am Anfang rührte sich überhaupt nichts, ich schaute sogar nach, ob sein Stuhl wirklich Rollen hatte. Aber dann bewegte er sich doch zentimeterweise nach vorn. Wir waren tatsächlich unterwegs. Es war unglaublich motivierend, ihn beim Gehen immer direkt hinter mir zu wissen. Natürlich würde ich zu Hause nie jemanden an der Leine hinter mir her ziehen, aber ich verstand, worum es ihm ging, denn ich hatte das Gefühl, eine riesige Leistung vollbracht zu haben. Als wäre ich der stärkste Mann der Welt und würde einen Jumbo Jet ziehen.

Paul kümmerte sich derweil um die Herausforderungen, die mein eigenes Zuhause für mich bereithielt. Dazu musste er selbst einen Blick darauf werfen, und so fuhr er eines Nachmittags nach Alta Heights.

Und er nahm mich mit!

Als wir die East Avenue hinunterfuhren, hatte ich einen dicken Kloß im Hals. Während Paul in unsere Auffahrt einbog, musste ich an das letzte Mal denken, als ich mit meiner Harley hineingefahren war, an jenem sonnigen Dienstagnachmittag im Mai. Es kam mir vor wie in einem anderen Leben, und ich seufzte, als mir klar wurde, wie weit die Motorradzeiten nun schon zurücklagen. Aber sobald ich das Haus sah, war ich wieder glücklich.

»Ich hätte nie gedacht, dass ich es noch mal zu sehen bekomme«, sagte ich, als Paul mich aus dem Auto hob.

»Jetzt dauert es gar nicht mehr lange, dann sehen Sie es jeden Tag«, lachte er. Er wollte nachsehen, wie viele Stufen ich steigen musste, um ins Haus zu kommen (fünf), und welche sonstigen Hindernisse dort auf mich warteten, beispielsweise die Tatsache, dass die Dusche mit der Badewanne kombiniert war. Ich jedoch – ich brachte die ganze Zeit nur einen einzigen Gedanken zustande: *Ich bin zu Hause. Ich bin wirklich zu Hause.*

Es war ein sehr emotionaler Moment für mich. Und Paul, der das spürte, fragte mich, ob ich noch ein bisschen bleiben wollte. »Wenn Lili sie später wieder ins Queen bringt – ich habe nichts dagegen.«

Ich hätte ihn am liebsten umarmt. Die Möglichkeit, in meinem Wohnzimmer zu sitzen, in meinem Sessel, umgeben von meinen Büchern und mit meiner Frau an meiner Seite – das alles bedeutete mir mehr, als er ahnen konnte. Ich genoss jeden Augenblick.

Was für ein Glück ich doch habe!

Und was für ein Glück, Leute wie Paul an meiner Seite zu haben. Ins Queen zurückgekehrt, übte ich Treppensteigen. Und da wir zu Hause fünf Stufen hatten, gab Mike nicht nach, bis ich sechs Stufen mühelos und ohne Pause steigen konnte. Außerdem bauten sie meine Badewanne nach, sodass ich üben konnte, wie ich am besten hinein- und hinauskam und wie ich im Sitzen mit der Handbrause duschen konnte. Ich staunte immer wieder über die Detailversessenheit, mit der hier gearbeitet wurde. Am Ende der Woche hatten sie wirklich alles nur Denkbare für mich getan.

Aber natürlich war das alles nur Training. Es würde sich vollkommen anders anfühlen, zu Hause in eine echte Badewanne mit echtem Wasser zu steigen. Und die Treppe würde sich anfühlen wie der Everest. Würde ich das alles schaffen? Würde ich mit der echten Welt da draußen wirklich zurechtkommen?

Es gab nur eine Möglichkeit, das herauszufinden …

21
Ist das wirklich alles für mich?

Der Rasen könnte mal wieder Wasser vertragen. Die Rosen müssen für den Winter zurückgeschnitten werden, und in der Auffahrt liegen haufenweise Blätter von unserer Eiche. So viel zu tun! Aber ich bin glücklich ohne Ende.

Wenn die Eiche inzwischen umgefallen wäre, würde ich mich trotzdem freuen. Ich freue mich über alles, was mir sagt, dass ich zu Hause bin.

Und bleibe.

Ich hatte nicht einmal gewagt, von diesem Tag zu träumen. Aber jetzt war er gekommen. Ich war zu Hause, bei Lili, bereit, die nächste Stufe unseres gemeinsamen Lebens zu erklimmen.

Wovor fürchtete ich mich also so sehr?

Es war gar nicht so einfach, den schützenden Kokon des Gesundheitssystems zu verlassen. Es war der 9. Oktober 2009, fast fünf Monate lang hatte ich die besten medizinischen Ressourcen nutzen können, die es für (Versicherungs-) Geld zu kaufen gab. Man hatte mir geholfen, zu atmen, zu pinkeln, zu schlucken. Erfahrene Profis hatten mich überwacht, mit mir trainiert und mir Mut gemacht. Jetzt war nur noch Lili bei mir.

Nein, das stimmte nicht ganz, Lili hatte eine Verbündete, was meine weitere Genesung anging: Melanie Romains Sprachtherapie im Queen war so wunderbar gewesen, dass ich sofort nach meiner Entlassung einen privaten Vertrag mit ihr schloss, damit sie mich auch zu Hause weiter trainierte.

Und die andere Melanie, meine jüngste Tochter, wechselte sich mit einer professionellen Pflegekraft namens Reina tagsüber ab, zwölf Stunden lang von morgens um sieben bis zum Abend. Lili kam gegen halb sechs nach Hause und hatte auf diese Weise ein bisschen Zeit für sich, bevor sie meine Pflege übernahm. Für mich war das alles äußerst komfortabel.

Meiner Tochter Melanie verdanke ich sehr viel. Sie zog mit ihrer ganzen Familie nach Kalifornien, um in meiner Nähe zu sein. Ich hatte sie nicht darum gebeten, genau genommen hatte ich überhaupt nichts dazu zu sagen gehabt. Sie hatte das so entschieden, basta.

Für mich war die neue Situation sehr angenehm, aber Lili war jetzt noch mehr belastet als vorher. Solange ich die Magensonde noch hatte, konnte ich nicht in unserem normalen Bett schlafen, also besorgte sie ein hohes Pflegebett mit Rädern und ließ es im Wohnzimmer aufstellen. Sicher war sie froh, dass die langen Fahrten zum Care Meridian der Vergangenheit angehörten, aber ich hatte ein schlechtes Gewissen, wenn ich sah, wie unsere gesamte Einrichtung irgendwo an die Seite geschoben wurde.

Lili sagte nie irgendetwas dazu. Tatsächlich sah ich sie immer nur lächeln. Ich wusste, was sie fühlte: Fünf Monate zuvor hatten wir uns mit der Aussicht abfinden müssen, dass mein Leben, unser gemeinsames Leben, vorbei war. Doch jeder Tag, der seitdem vergangen war, hatte Verbesserungen gebracht, mal kleinere und mal größere. Dafür waren wir dankbar, und was auch immer noch vor uns lag – es war eine Kleinigkeit verglichen mit dem Weg, den wir bereits zurückgelegt hatten.

Trotzdem: Nachdem ich vier Wochen die Gehhilfe im Haus herumgewuchtet hatte, wurde ich ungeduldig. Was hatte ich davon, dass ich allein ins Bad gehen konnte, wenn ich die Tür nicht zubekam, weil das Gestell im Weg war? An einem Wochenende, als Lili den ganzen Tag zu Hause war, sagte ich zu ihr: »Jetzt ist Schluss mit dem Ding, ich stelle es in den Schuppen.«

»Bist du sicher?«, fragte sie.

»Aber ganz sicher. Ich brauche es nur noch für eine Sache.«

An diesem Nachmittag fuhr Lili mit mir in einen Laden, und ich kaufte mir einen guten, kräftigen Gehstock. Als wir von dieser Tour nach Hause kamen, wuchtete sie die alte Gehhilfe in den Schuppen. Ich habe das Ding seitdem nicht mehr angesehen.

Der Gehstock war ein fast so großer Schritt vorwärts wie die Gehhilfe einige Wochen zuvor. Natürlich war das Gehen jetzt viel schwieriger, weil ich mich nur noch mit einem Arm abstützen konnte. Ich musste also mein Gleichgewicht trainieren. Aber im Haus konnte ich mich ja fast überall anlehnen, wenn es nötig wurde. Und wenn ich etwas in den letzten Monaten gelernt hatte, dann dies: Ich brauchte Ziele.

Und ich nahm in dieser Woche nicht nur von der Gehhilfe Abschied. Bei meinem wöchentlichen Termin mit dem Arzt fragte er mich, wie es mit dem Essen ginge.

»Nachdem Melanie Romain so gut mit mir trainiert, komme ich eigentlich bestens zurecht.«

»Das heißt, Sie sind bereit für Thanksgiving?«

Ich lachte. Es war noch gar nicht lange her, dass ich geglaubt hatte, mein letztes Thanksgiving erlebt zu haben. Selbst wenn ich in diesem Jahr nur eine einzige Scheibe Truthahn schaffte – es würde mein schönes Thanksgiving aller Zeiten sein.

»Na gut«, meinte der Arzt. »Vielleicht wird es noch schöner, wenn die Magensonde weg ist. Wie würde es Ihnen gefallen, wenn wir sie entfernen?«

Wie mir das gefallen würde? Es wird fürchterlich wehtun, da bin ich sicher.

Ich wartete auf einen Terminvorschlag für die Operation, aber er griff lediglich unter mein Hemd und zog einmal kräftig. Sekunden später lag der aufgerollte Schlauch auf dem Tisch vor uns, und die Krankenschwester klebte mir ein großes Pflaster auf die Öffnung. Es hatte überhaupt nicht wehgetan. Tatsächlich gab mir der Anblick der Sonde in der Hand des Arztes einen kräftigen Adrenalinschub.

Das war's. Das ist das letzte Puzzleteilchen.

Ich konnte den Abend gar nicht erwarten. Die Sonde war das Einzige gewesen, was mich noch von unserem gemeinsamen Bett fernhielt. Jetzt konnten Lili und ich allmählich wieder an ein normales Leben denken.

Aber leider tauchte ein neues Hindernis auf, als ich mich an diesem Abend hinlegte.

»Es tut weh, Lili«, sagte ich. »Wenn ich mich so hinlege, tut mir der Rücken weh.«

Ich hatte so lange in einer halb sitzenden Position gelegen, dass das Liegen in einem flachen Bett die pure Quälerei war. Ich versuchte es weiter, aber am Ende musste ich akzeptieren, dass es nur eine Möglichkeit gab: Ich musste mich wieder in das Pflegebett legen und die Neigung in den nächsten Wochen langsam zurückfahren.

Sehr ärgerlich, aber ein Witz verglichen mit allem, was ich durchgemacht hatte. Außerdem hatte ich andere Probleme.

Den Gehstock hatte ich selbst bezahlt. Melanie und Reina wurden privat bezahlt (Gott sei Dank kostete die Arbeitszeit meiner Tochter Melanie kein Geld). Und die Versicherung hatte meinen Aufenthalt im Care Meridian nur zu 80 Prozent bezahlt, sodass mir jetzt eine dicke Rechnung ins Haus stand. Es hätte schlimmer kommen können – die Anfangsbehandlung auf der Intensivstation des Queen hatte eine Viertelmillion Dollar gekostet und war vollständig von meiner Versicherung übernommen worden. Aber ich hatte einfach nicht genug Geld, um die restlichen Kosten zu übernehmen. Als alle meine Rechnungen bezahlt waren, hatte ich 15.000 Dollar Schulden und kein Einkommen, um sie abzutragen.

Aber meine Töchter fanden eine Lösung. Bei einem Besuch erklärten mir Shannon und Melanie, sie planten ein Charity-Spaghettiessen, um etwas Geld zusammenzubringen. Wenn Sie 10 Dollar pro Person verlangten, würden sie etwa 1000 Dollar zusammenbringen, meinten sie. Ich war mächtig stolz auf die beiden, vor allem weil sie sagten, ihnen würde sicher noch mehr in dieser Richtung einfallen.

»Was auch immer ihr tut, es ist wunderbar«, sagte ich.

Sie informierten unseren gesamten Freundes- und Bekanntenkreis, und es wurde ein unglaublicher Erfolg. Ein Mann, der davon gehört hatte, ein Geschäftsmann namens Gary Thompson, fand die Idee so gut, dass er anrief und fragte, ob er noch weiter helfen konnte. Und als meine Töchter zustimmten, stellte er seine enorme unternehmerische Begabung in meinen Dienst und organisierte etwas, was deutlich größer war als ein schlichtes Spaghettiessen.

Am 2. November, nicht einmal einen Monat nach meiner Entlassung aus dem Krankenhaus, saß ich fertig angezogen zu Hause und wartete auf das Geräusch von Lilis Mustang in der Auffahrt. Es war ein Montagabend, und ich wusste, die Party in dem großen Veranstaltungssaal des Weinguts Artesa hatte bereits begonnen. Tatsächlich war es mehr als eine Party, es war eine Benefizveranstaltung. Und nicht etwa für einen Präsidentschaftskandidaten. Sondern für mich.

Ich hatte keine Ahnung, wie Gary das fertigbrachte, aber er bekam die Räume umsonst, er hatte ein paar fantastische Restaurants überredet, das Catering zu spenden, und er hatte Dutzende von Freiwilligen engagiert, die dafür sorgten, dass der ganze Abend reibungslos lief. Außerdem hatte er eine stille Auktion organisiert, bei der es um Preise wie einen Urlaub für sechs Personen auf Hawaii oder einige exklusive Restaurantbesuche ging. Er hatte eine Band engagiert, und er verlangte 50 Dollar Eintritt. Alles, damit ich meine Behandlung bezahlen konnte.

Leider konnte ich nicht die ganze Zeit dabei sein, aber nachdem ich wusste, dass so viele Freunde, Verwandte und – wie man mir erzählt hatte – Fremde für mich arbeiteten, wollte ich auf jeden Fall für eine Weile dort auftauchen. Auf dem Weg zu dem Weingut erzählte mir Lili zum ersten Mal, was sich dort wirklich abspielte. Ich konnte es gar nicht glauben, aber sie schwor, dass sie nicht übertrieb.

Als wir ankamen, war ich fassungslos: Hunderte von Menschen aßen dort, lachten, tanzten und hatten ihren Spaß. Für einen Augenblick stand ich wie erstarrt da und hielt mich an meinem Stock fest.

Das muss der falsche Saal sein. Das kann doch nicht alles für mich sein!

Als ich Lili fragend anschaute, zuckte sie nur mit den Schultern: »Ich hab's dir gesagt.« Dabei staunte sie genau wie ich. Am liebsten wären wir wohl beide ganz still und heimlich wieder verschwunden.

Aber das kam natürlich gar nicht in Frage.

»Hey, da ist er ja! Da ist Rich!«

Keith Reuters unverwechselbare Stimme dröhnte durch den Saal. Er hatte mich entdeckt, ich hatte keine Chance mehr, mich zu verstecken.

Keith wäre wohl am liebsten auf mich zu gerannt, aber Lilis Blick sorgte dafür, dass er sich zurückhielt, genau wie alle anderen. Zum Glück spielte die Band gerade wieder, sodass nur die Leute in der Nähe der Tür mich bemerkt hatten, aber schon die Blicke und Grüße von dreißig oder vierzig Leuten waren ziemlich einschüchternd.

Ich blieb eine halbe Stunde mitten im Gedränge sitzen.

Die monatelangen Besuche von Leuten im Krankenhaus hatten mich auf diesen Andrang nicht vorbereitet, und so sehr ich mich freute, die Gesichter meiner Lieben zu sehen, wäre ich am liebsten geflüchtet. Bevor es allerdings so weit war, bemerkte ich, dass die Band nicht mehr spielte. Irgendjemand musste dem Sänger einen Hinweis gegeben haben, denn er informierte jetzt von der Bühne herab den ganzen Saal, dass ein sehr spezieller Gast gekommen sei.

Verdammt …

Ich war traurig, dass ich gehen musste, aber mit dem freundlichen Abschiedsapplaus eines ganzen Saales voller wunderbarer Menschen war es ein großes Erlebnis. Den Rest des Abends brummte mir der Schädel. Und am nächsten Morgen fragte ich mich allen Ernstes, ob ich das alles nicht nur geträumt hätte.

Ich war so verblüfft von all der Unterstützung, dass ich ganz vergaß, was der Zweck dieses Abends war. Als Gary Thompson etwa eine Woche später vorbeikam, dachte ich, er wollte mir nur Gelegenheit geben, ihm persönlich zu danken. Aber er zog einen Scheck aus der Tasche – und ich fiel fast in Ohnmacht.

Die Summe auf dem Scheck lautete 20.000 Dollar.

Es gibt keine Worte für meine Gefühle in diesem Moment. Ich kannte diesen Mann kaum, er war der Freund von Freunden, nicht mehr. Und er hatte so viel für mich getan.

»Wie kann ich Ihnen das je danken, Gary?«

»Werden Sie einfach weiter gesund, Rich. Mehr wünschen wir uns alle nicht.«

»Das werde ich tun, Gary. Versprochen.«

Epilog
Sie haben unglaubliches Glück gehabt

Und ich hielt mein Versprechen. Jedenfalls versuchte ich es.

Als ich mich sieben Wochen nach der großen Spendenparty mit Lili zu einem stillen Weihnachts-Abendessen zusammensetzte, dachte ich daran, dass der Stock inzwischen neben der Gehhilfe im Schuppen hing. Unser Wohnzimmer sah wieder normal aus, denn ich schlief in meinem eigenen Bett, glücklich wie eh und je. Die Ärzte im Queen of the Valley sagten, sie hätten noch nie einen Patienten erlebt, der sich so schnell und so durchgreifend erholt hätte. Ihrer Schätzung nach hatte ich bereits 95 Prozent meiner alten Fähigkeiten wiedererlangt.

Aber das ist noch nicht das Ende der Geschichte.

Auch im neuen Jahr eroberte ich mir Tag für Tag ein Stückchen Unabhängigkeit zurück, aber dann, am 4. Juli 2010, spürte ich etwas, was mir gar nicht gefiel. Zwei Mal. Und im Krankenhaus bestätigten sich meine schlimmsten Befürchtungen: Ich hatte zwei »Mini-Schlaganfälle« gehabt. Niemand hätte eine solche Nachricht ohne Sorge aufgenommen, aber für mich klang es, als wären jetzt endgültig die Würfel gefallen.

Der Neurologe setzte sich mit mir in sein Sprechzimmer und erklärte mir: »Ich habe mir Ihr neuestes CT angesehen, und es scheint, als wäre ihre Basilaris jetzt total blockiert. Der hintere Teil Ihres Gehirns wird nicht mit Blut versorgt.«

Er hätte ebenso gut sagen können: »Sie werden jetzt wirklich bald sterben.« Und so verstanden wir alle – ich, Lili, Melanie und Shannon – seine Worte. Wir hatten so viel durchgemacht, um das erste Blutgerinnsel wegzubekommen, aber das hier war einfach zu viel. Es flossen Tränen, wir redeten wirr durcheinander. Alle Hoffnung war wie weggeblasen.

Nachdem man mir also mitgeteilt hatte, dass ich wieder mal Null Überlebenschancen hätte, gab man mir den Rat, eine Neurochirurgin aufzusuchen. Sie war nur geringfügig optimistischer. »Ihre Basilaris ist entweder blockiert oder zusammengefallen. Wir machen ein Angiogramm, um herauszufinden, was genau da los ist, denn wenn sie zusammengefallen ist, können wir sie reparieren. Wenn sie blockiert ist, sind Ihre Aussichten leider nicht besonders gut.«

Mit anderen Worten: Das war's.

Das Warten auf das Ergebnis des Angiogramms fühlte sich an, als ginge es um die genaue Uhrzeit meiner Hinrichtung. Die Frage lautete nicht mehr, *ob* ich sterben würde; es ging nur noch um den Zeitpunkt.

Schließlich kam die Neurochirurgin zurück. »Ich habe eine gute und eine schlechte Nachricht«, sagte sie. »Die schlechte ist, dass Ihre Basilaris total blockiert ist.«

Sie hielt die Röntgenbilder ins Licht. Mir war nicht so recht klar, was ich da sah, aber ich wusste, es würde mich umbringen. Dass sie auch noch eine gute Nachricht für mich hatte, war mir komplett entfallen.

»Aber«, fuhr sie nun fort und deutete auf eine dunkle Linie auf dem Bild, »ihre Seitenarterien haben neue Verzweigungen entwickelt.«

»Und was heißt das?« Lili stellte die Frage, die uns allen auf den Nägeln brannte.

»Das heißt, die Seitenarterien umgehen das Blutgerinnsel und versorgen auch den hinteren Teil Ihres Gehirns mit Blut. Ich habe keine Erklärung dafür, aber genau deshalb sind Sie überhaupt noch am Leben.«

Unglaublich. Noch so ein Wunder. Vor einem Jahr war ich von den Toten zurückgekehrt, und jetzt hatte ich zwei weitere normalerweise tödliche Attacken überstanden. Jeder dieser Mini-Schlaganfälle hätte mich auf der Stelle umbringen können.

»Sie haben unglaubliches Glück gehabt, Richard.«

»Ja, das ist mir klar. Vollkommen klar.«

Und das betraf nicht nur die aktuelle Situation. Ja, ich hatte eine Auferstehung erlebt, gegen alle Wahrscheinlichkeiten. Und jetzt war es ein zweites Mal passiert. Aber glücklich war ich nur, weil mein Leben einen Sinn hatte. Mein Kampf gegen den Tod hatte meine ganze Familie näher zusammenrücken lassen. Lili, Shannon, Melanie und Michelle – die vier wichtigsten Menschen in meinem Leben – bildeten jetzt eine fest verschworene Einheit. Melanie war sogar mit ihrer ganzen Familie umgezogen, um in meiner Nähe zu sein. Mehr konnte kein Mensch erwarten.

Während ich dies schreibe, ist alles beim Alten. Offiziell funktioniere ich nach wie vor mit 95 Prozent meiner früheren Fähigkeiten, aber ehrlich gesagt, das reicht mir. Ich trainiere wieder jeden Tag im Fitnessstudio, ich fahre mit dem Fahrrad und bin insgesamt genauso aktiv wie früher. Manchmal fällt mir ein Wort nicht ein, mein Gleichgewichtssinn ist nicht mehr so wie früher, und ich habe viel näher am Wasser gebaut. Aber abgesehen davon, würden Sie nie darauf kommen, dass ich drei Schlaganfälle hinter mir habe und einmal einen Arzt beobachtet habe, wie er meiner Frau den Rat gab, die lebenserhaltenden Geräte abzuschalten.

Leider haben andere Leute nicht so viel Glück wie ich. Genauer gesagt: kaum jemand. Die Liste derjenigen, die aus dem Locked-in-Syndrom wiederaufgetaucht sind, ist mikroskopisch klein, und die Lebenserwartung derjenigen, die im Gefängnis ihres eigenen Körpers bleiben, ist nach wie vor verzweifelt gering. Aber inzwischen gibt es viel mehr Aufmerksamkeit für die Situation, vor allem dank der entschlossenen Arbeit einiger Überlebender.

2012 verlor der ungeheuer tapfere Tony Nicklinson in Großbritannien seinen langen juristischen Kampf um einen assistierten Freitod. Er war zu diesem Zeitpunkt seit sieben Jahren durch ein Locked-in-Syndrom in seinem Körper gefangen. In einem letzten Akt der Unabhängigkeit ging er in Hungerstreik und fand im August 2012 endlich den Frieden, nach dem er sich so sehr gesehnt hatte. Seine Familie kämpft auf beeindruckende Weise in seinem Namen darum, dass Locked-in-Patienten endlich das Recht bekommen, den Zeitpunkt ihres Todes zu bestimmen. Wenn ich in Tonys Lage gewesen wäre – wenn ich für den Rest meines Lebens auf die Maschinen angewiesen gewesen wäre –, hätte ich vermutlich den gleichen Weg eingeschlagen.

Ich habe Tony nie persönlich kennengelernt, aber ich habe es mir zur Aufgabe gemacht, Kontakt zu anderen Patienten aufzunehmen und ihnen zu zeigen, dass es auch andere Möglichkeiten gibt. Eine Freundin in San Francisco ist seit September 2011 in ihrem Körper gefangen. Sie hat seitdem keinerlei Fortschritte gemacht, und ihre Familie kann kaum glauben, dass sie wirklich noch da ist. Aber ich bin der lebende Beweis dafür, dass man nicht aufgeben darf. Sie benutzen die Buchstabiertafel und sammeln Spenden, um eine elektronische Sprechhilfe zu finanzieren. Aber wie so oft im Gesundheitssystem der USA, fehlt auch hier das nötige Geld.

Es fehlt aber auch an Informationen. Als ich im Queen und später in der Einrichtung und im Care Meridian lag, durchforstete meine Familie die Buchläden nach irgendwelchen Informationen über das, was in den nächsten Monaten passieren konnte. Und sie kamen jedes Mal mit leeren Händen zurück. Die Suche im Internet war genauso frustrierend. Auch deshalb habe ich dieses Buch geschrieben. Es soll davon berichten, wie es sich anfühlt, wenn man von drinnen hinausschaut. Und wie es sich für die Angehörigen anfühlt, die von draußen hineinschauen.

Ich wollte aber auch ganz allgemein auf das Problem Locked-in-Syndrom aufmerksam machen. Wie viele Locked-in-Patienten sind wohl einer Fehldiagnose zum Opfer gefallen? Wie oft ist man von einem Hirntod oder einem Wachkoma ausgegangen, wie oft hat man davon gesprochen, dass diese Menschen nur noch dahinvegetieren? Und wie oft sind lebenserhaltende Geräte wegen solcher Fehldiagnosen abgeschaltet worden?

Ärzte und Familien müssen wissen, dass es falsch ist, einfach den Stecker zu ziehen. Man muss versuchen festzustellen, was wirklich ist. Immer wieder.

Letztlich verdanke ich mein Leben dem Vertrauen, das so viele Menschen in mich gesetzt haben. Natürlich gilt das für meine Frau und meine Familie, aber auch für die Ärzte und die wunderbaren Therapeuten im Queen, in der Einrichtung und im Care Meridian. Und für Gary Thompson und jeden Einzelnen, der für meine Rehabilitation gespendet hat. Ohne ihre dauerhafte Unterstützung hätte ich es nicht geschafft.

Denn letztlich ist das Leben nur dann lebenswert, wenn wir es genießen können und unseren Lieben nicht nur zur Last fallen. Ich hatte das Glück, meine Liebe zum Leben wiederzuentdecken, und heute genieße ich mein Leben, weil ich so viele wunderbare Menschen um mich habe.

Nur ein Beispiel: Ein paar Tage nach der Benefizveranstaltung kamen Keith und Pam Reuter zu Besuch. Wir plauderten ein wenig über meine Fortschritte und über die fantastische Party, und dann erzählten sie wie nebenbei, dass sie bei der stillen Auktion mitgesteigert hatten. Tatsächlich hatten sie beim Hauptpreis den Zuschlag erhalten – bei der Reise für sechs Personen nach Hawaii. Und sie hatten schon ein Paar eingeladen, mitzufahren.

»Aber zwei Plätze sind noch frei«, erklärte Keith. »Wollt ihr nicht mitkommen, Lili und Rich? Meint ihr, das geht?«

Eine Reise nach Hawaii? Mit meinen besten Freunden? Wenn ich noch irgendeine Motivation gebraucht hätte, um weiterzukämpfen, dann lag sie jetzt vor mir. Im September 2010 bestiegen wir zu sechst das Flugzeug.

Ich habe seither nicht mehr zurückgeschaut.

Danksagung

Natürlich muss ich meiner Frau Lili und meinen Töchtern Michelle, Shannon und Melanie danken. Ohne ihre Liebe und Unterstützung wäre es mir absolut unmöglich gewesen, diese schwierige Zeit durchzustehen. Dann danke ich meinen tollen Freunden David und Colleen Topper, Keith und Pam Reuter, die immer wieder die lange Fahrt auf sich nahmen, um mich in Care Meridian zu besuchen. Mein Uralt-Freund seit fünfundfünfzig Jahren, Steve Logan, reiste zwölfhundert Kilometer weit, um mich auf der Intensivstation zu besuchen, als er erfuhr, dass ich einen Schlaganfall erlitten hatte. Lilis Freundinnen Pat Sweigert und Angela Fontana boten ihr jede Menge Hilfe, Unterstützung und Liebe an, nachdem ihre Welt auf den Kopf gestellt worden war. Auch meinem Physiotherapeuten Dennis und meiner Ergotherapeutin Christie am Care Meridian kann ich gar nicht genug danken. Sie haben immer an meine Chance zur Genesung geglaubt und dafür gesorgt, dass ich auch daran glaubte. Und vielen Dank an meine Engel am Care Meridian, Margarita und Arthur: Sie waren meine wichtigsten Pflegekräfte und übernahmen mit viel Liebe und Humor meine Alltagsversorgung. Mein Dank gilt auch Melanie Romain, meiner Sprachtherapeutin, die mir das Sprechen wieder beigebracht hat. Und danke für den Cheeseburger, den sie in mein Zimmer geschmuggelt hat, als ich endlich wieder feste Nahrung zu mir nehmen konnte.

Was die Entstehung dieses Buches angeht, so muss ich mich vor allem bei vier Leuten bedanken: Margo Sinclair Savell glaubte daran, dass es wichtig sei, meine Geschichte zu erzählen, und öffnete die Tür, die das möglich machte. Amelia Hill vom *Guardian* in London berichtete über mich und sorgte indirekt dafür, dass ich meinen Agenten kennenlernte, David Riding von MBA Literary Agents, Ltd. David war ebenfalls der Meinung, diese Geschichte müsse unbedingt erzählt werden, und stellte mich Jeff Hudson vor. Jeff hörte sich meine Geschichte an und schrieb sie dann ganz wunderbar auf. Er war in der Lage, meine Gefühle zu begreifen, als wäre er die ganze Zeit bei mir gewesen. Vielen Dank, Jeff, du bist fantastisch.